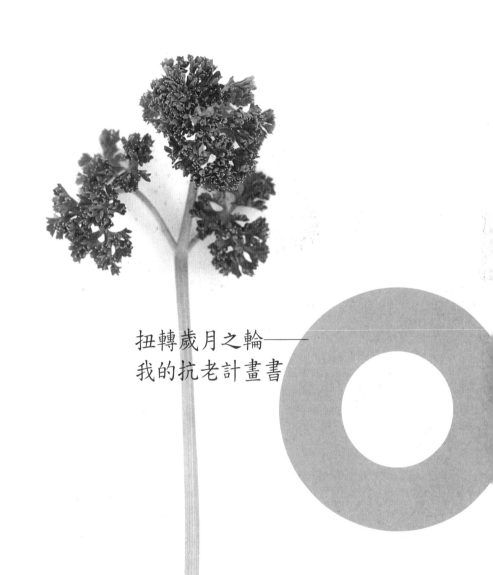

扭轉歲月之輪──
我的抗老計畫書

國家圖書館出版品預行編目（CIP）資料

吃出年輕的健康筆記! / 蘇茲.葛蘭(Suzi Grant)著；嚴洋洋譯. –
三版. -- 臺北市 : 信實文化行銷, 2015.07
　　面；　　公分. -- (What's health)
譯自 : Alternative ageing
ISBN 978-986-5767-74-7(平裝)
1. 長生法　2. 老化

411.18　　　　　　　　　　　　　　　　　　　104011194

What's Health
吃出年輕的健康筆記！

作者　　　　蘇茲‧葛蘭（Suzi Grant）
譯者　　　　嚴洋洋
總編輯　　　許汝紘
副總編輯　　楊文玄
美術編輯　　楊詠棠
行銷企劃　　陳威佑
執行企劃　　劉文賢
總監　　　　黃可家
發行　　　　許麗雪
出版　　　　信實文化行銷有限公司
地址　　　　台北市大安區忠孝東路四段 341 號 11 樓之3
電話　　　　（02）2740-3939
傳真　　　　（02）2777-1413
官方網站　　www.whats.com.tw
網路書店　　shop.whats.com.tw
E-Mail　　　service@whats.com.tw
Facebook　　https://www.facebook.com/whats.com.tw
劃撥帳號　　50040687 信實文化行銷有限公司

印刷　　　　皇城廣告印刷事業股份有限公司
地址　　　　新北市中和區永和路193號
電話　　　　（02）2246-0548

總經銷　　　聯合發行股份有限公司
地址　　　　新北市新店區寶橋路 235 巷 6 弄 6 號 2 樓
電話　　　　（02）2917-8022

2015 年 7 月 三版
定價　新台幣 320 元

更多書籍介紹、活動訊息，請上網輸入關鍵字 高談書店 搜尋

優雅抗老。

　　一開始動筆寫這本討論抗老化的書，動機來自於我本人的想法：要老要老得優雅自然，順應天命最重要的是保持健康與快樂。我在電視公司和廣播電台工作超過二十年，自三十多歲起一直是個煙不離手、飲酒成癮、工作超時的職業婦女。

　　四十歲開始我的人生有了一個大轉變，我開始接受訓練，學習當個自然療法的營養學者，並且也動筆寫些生機養生的書，與大眾分享。

　　現在的我處於五十而知天命之齡，這也該是時候把我自己學習到、經歷過的種種對抗老化的資訊，著手整理、彙集成書，供每個跟我有相同目標的朋友分享。我不期望自己可以像三十歲般嬌艷欲滴，但我期盼我的心態像而立之年般熱情不減：充實的生活、富同情心、精力充沛、生氣蓬勃、因為健康而紅光滿面。從抗老化的醫生和老年生活期刊（Gerontologist）中，我們看到充分的證明，就算我們成為百歲人瑞，甚至於繼續活下去，都沒有理由可以阻撓我們保持健康的身心狀態。

我想成為那樣的人。

　　我很幸運的住在布萊頓和荷佛（Brighton & Hove）這樣的城市，海邊是一望無際的沙灘，距沙灘二十米處便是公園。這邊有讓七十歲以上的老人終年游泳運動的良好環境，如果你

在五十歲時想上俱樂部去玩玩，沒有問題；你想在六十歲時學溜直排輪，非常歡迎。沒有人會認為你該窩在家穿著拖鞋，終日與貓咪為伍。那完全是心態的問題，你將會發現：順著心靈走，想做什麼就去做，不要擔心我們在特定的年齡該或不該做些什麼，我們就可以看起來、感覺起來都更加年輕而有活力。

是的！我是比以前容易疲倦，是的，我的皮膚開始鬆弛，沒有以前那麼緊實而有彈性，不過大家認為在我的歲數該有的病痛和症狀，我可是一樣都沒有！而且我要繼續努力以赴，來保持這樣的情況，我的秘訣無他，全部來自於我們吃進肚子裡的食物、來自我們對人生的態度。所以我已經訂下了長期的抗老計畫，歡迎各位當我九十歲在沙灘上跳舞時，一起加入我的行列！

蘇茲‧葛蘭

注意事項

如果您正在接受藥物治療，本身是慢性病患者、體質虛弱易過敏等；請先尋求專業醫療建議後，再斟酌嘗試本書所提及的草藥、運動、精油、飲料等各式處方及療法。

所有的方法理論和實際運用，全來自作者親身體驗後得到的結果。這不代表書上的建議足以取代正統醫學療法和藥物。書中提及的產品純粹是基於具有延年益壽，駐顏防老的功效而列出、作者以及出版者不曾接受任何公司行號的委託或利益交付。

Contents

Contents

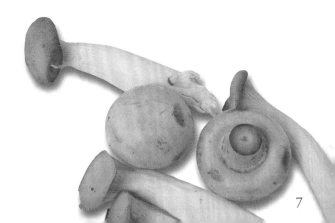

Contents

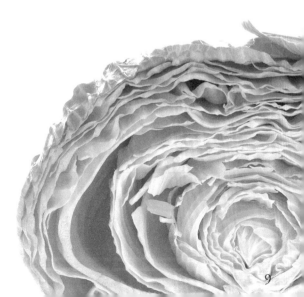

Contents

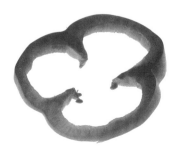

聰明的小測驗：
我的老化指數有多高？

測驗一下你能活到幾歲？

　　沒人想變要老！我們的內分泌系統退化，骨骼脆化，內臟器官也衰竭了；同時我們的脂肪組織卻相對增加，全身肌肉皮膚受地心引力拉扯而下垂。然而從改變你對人生的態度，生活方式的調整和營養的攝取量之後，五十歲的你將會有四十歲的面貌，六十歲的人會看起來像五十歲一般，甚至於在不經過拉皮和整型手術的前提下，在八十高齡時說不定還能擁有六十歲的外貌。你一樣會變老，只是速度慢了下來；老化乃人之常情，無法避免，只是老得又病又痛，又愁又苦是可以避免的！我期待這一本書可以喚醒各位認真的看待自己逐漸老去的年華，透過十二個簡單的步驟，你可以找到所有疑問的解答。

◦女性的十個疑問

1. 我該如何度過更年期？

2. 什麼才是最佳的抗老食品？

3. 什麼是最好的營養補充品？

4. 該怎麼在中年時期節制飲食？

5. 要怎麼樣才能保持皮膚年輕？

6. 如何一夜好眠？

7. 要怎樣才能增進性慾？

8. 要如何保養我的骨骼和關節？

9. 我要如何才能精力充沛？

10. 我要怎麼規劃充實精彩的晚年生活？

　　無論你現在是三十歲還是五十歲，甚至已經六十歲了，本書將帶領各位針對人體的內外各類防護課程，一步步著手進行你的專屬抗老計畫。書中的各項建議方法我都已經試過，希望能為各位帶來最佳的抗老效果。以下的測驗根據統計，得分高的人比較有機會活的長久。所以在計劃你的養生之道時，可以將結果和身體健康檢查報告一起看，找出最適合你自己的抗老方式來。

10分 → 非常好

5 分 → 一般

0 分 → 不佳

【測驗開始】

◎ 心血管疾病方面，你的父母或祖父母有幾個在六十歲前得到心臟病或中風？

　　沒半個 ···0

　　一到兩個 ···0

　　沒超過 3 個 ··0

◎ 我最近一次膽固醇指數是？

　　極佳（低於 200mg） ··0

　　一般（近 220mg） ··0

　　過高（高出 240mg） ··0

◎ 我最近一次血壓指數是？

　　極佳（120 / 70） ··0

　　還好（130 / 90） ··0

　　不良（140 / 95 或更高） ·······································0

◎ 工作滿意程度方面，當你早上出門工作去，你覺得：

　　迫不及待想接受挑戰 ··0

　　尚可應付，但沒有熱情 ··0

　　混碗飯吃罷了 ···0

◎ 抽煙習慣方面，過去五年我抽了：

　　不抽煙 ···0

　　偶爾抽抽 ···0

　　經常抽煙 ···0

◎ 身體狀況方面，比起十年前我的呼吸和新陳代謝：

感覺幾乎一樣 ……………………………………………………0

我查覺有些不對勁 ………………………………………………0

有去就醫 …………………………………………………………0

◎ 身心愉悅方面，綜觀此生，我如何看待自己的人生：

非常幸福 …………………………………………………………0

大部分時間都很快樂 ……………………………………………0

跟其它人一樣 ……………………………………………………0

◎ 自我健康評量方面，這一年來我的身體狀況是：

很好 ………………………………………………………………0

普普通通 …………………………………………………………0

不舒服常看醫生 …………………………………………………0

◎ 智力測驗方面，我的智商在：

高於一般人（IQ 120 以上）……………………………………0

一般（IQ 100-110）………………………………………………0

比一般人更差（IQ 低於 90）…………………………………0

如果得分是 90 表示你大有可能長命百歲。

65~85 分則表示你可以比一般人多活至少三年，或許更久（假設你現在已經是老年人了）。

而低於平均值的 65 分以下都是不及格的，需要你在健康和日常起居多加用心。

假如你得到 75~90 分，而且你已經年過五十，那表示你很有可能長壽；只是相同的得分在三十歲的人身上，就不具意義了。

我得了 80 分！那你呢？

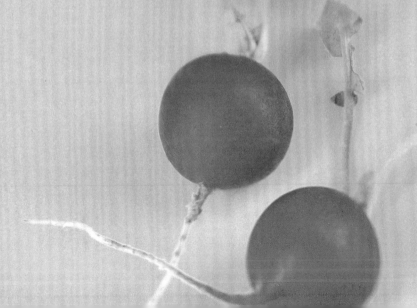

對抗自由基
──人體的老化99%來自於自由基的氧化效應。當人體將葡萄糖轉換成體能的同時，毒素就開始生成。

從吃開始對抗老化
──拒絕垃圾食品、鹽、糖、提神飲料、藥物與酸性食物。

消除有害的環境影響
──過量的陽光、骯髒的空氣、惡質的交通環境、電子設備等都會加速老化。

充實心靈
──支配自己的身體，進行紓壓活動，讓生活變得又精彩又有計畫。

第一章
徹底阻斷老化因子

根據研究報告顯示，二十五歲之後我們的身體就開始走下坡。坊間如雨後春筍般到處可見的抗老醫療機構、抗老化健康食品、抗老美容產品，都在不斷地提醒我們，老化成了無可避免的生理走勢。趁著年輕，就讓我們從內在及外在原因，探討人的老化現象為什麼無法逆轉，並且找到解決的方法。讓這些使我們青春一去不返的敵人，從我們的生理與心理徹底清除，如此一來，就算年齡增長，也能健康快樂的面對老化之後的漫長生活，活出精彩的人生。

讓我們一起對抗自由基

人會老化的主要原因之一是來自於傷害細胞的自由基。自由基與基因作用之後的氧化反應，被醫學界認為是產生致癌細胞、帕金森氏症、阿茲海默症、關節炎、糖尿病、心臟病等等重大病症的關鍵因素。

這可怕的自由基其實是具有獨立、不成對電子的原子、分子或離子，是在我們的體內進行物質代謝過程中，自然發生的產物，而環境污染、精神壓力、電磁波等等，也是促使產生自由基的主因。自由基之所以對人體有害，是基於它活潑的特性，會和體內的細胞組織產生化學反應，使細胞組織失去功能而且結構被破壞。然而，在健康的正常情況下，人體會自己生成抗氧化物去對付這些自由基，不過，一旦我們的年齡超過一定的界限（正常的情況下是超過五十歲，但是如果你將身體耗損得過度嚴重，那麼年齡界線就會下降），這些數以百萬的自由基可能會讓你的身體機能變得疲於奔命。

讓我們試著把水果切開來，暴露在空氣當中，經過一段時間果肉就會酸臭而腐敗。此實驗說明，我們的身體若沒有足夠對抗氧化物的健康細胞，便會產生像果肉酸腐一樣的下場。但即使我們徹底遵循著健康飲食，並且保持正常作息，加上強壯的免疫系統可以應付自如地對抗自由基，但多多少少還是會有無法處理的部分，日積月累下來，形成人體的老化。如果我們想要成為健康快樂的人，在退休之後過著精

力充沛的生活，還是要按部就班的訂出全方位抵禦老化的完整計劃。

國際公認自由基抗老學說專家，內布拉斯加大學醫學院的丹漢·哈曼（Denham Harman）教授說過，人體老化的原因，99%

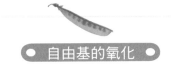

自由基的氧化

自由基與基因作用後的氧化反應，被認為是產生致癌細胞、帕金森氏症、阿茲海默症、關節炎、糖尿病、心臟病等病症的關鍵性原因。

來自於自由基的氧化效應。當人體將葡萄糖轉換成體能的同時，毒素就會緊隨著生成——長期下來成為造成死亡的主因。擁擠的城市生活，繁忙的工作壓力，使我們無法逃避的住在充滿毒素的環境裡，加上抽煙、喝酒又不知節制，那就會迅速老化，並且死得更快。

毒素就算是有毒、會傷身、容易致命，甚至於無害但只是使你加速老化，但因它的存在，造成更多氧化的自由基，也會傷害人體的健康。雖然有不少的醫學專家並不相信環境毒素的存在，但有更多的專家是這麼相信的。就像我認為，任何能夠進出細胞並且造成不平衡的因子，都可以稱之為毒素。就算是人體應該可以負荷的正常數量的自由基，假以時日，再強壯的身體也承受不起大量自由基的侵害，長期下來，對甲狀腺和腎上腺的傷害不容小覷。而我們生活的環境（如家庭和辦公室）、吃的食物、空氣中幾乎無所不在的殺蟲劑和殺菌劑之類的化學毒素侵入、從空氣污染到止痛藥，都是傷害身體健康的殺手。毒素並不一定是張牙舞爪的物質，它們往往無色無味，只要是我們吸入、消化、碰觸、吸收，都會造成身體出現許許多多不良的反應。越不是天然產物，人體越無法認同這種分子的侵擾，而我們的細胞也就多出了許多需要清潔、消毒、排除的工作要做。

想要好好的對抗自由基，並且期待這場戰役可以大獲全勝，就得乖乖的多吃第三章裡介紹的自然食材，即便如此，毒物依然無所不在。

就算鉅細靡遺地，從各個層面去探索正在慢慢傷害我們身體的毒素種類及其來源，仍然會有一部分結果會讓你嚇一大跳，除非你放棄現在的生活，住到高山上去離群索居，否則老化是無法避免的事實。

從吃就開始進行抗老大作戰

吃進肚子裡的食物，對人們身體健康的影響最為明顯，也最直接，我們試就以下幾類人們愛吃，且常吃的各種食物、藥物及飲品中，一一說明它們如何對身心健康造成不良的影響。

向垃圾食品Say NO！

垃圾食品之所以稱之為「垃圾」，代表它們對你的身體確實有害而無益。為了你的青春與健康，以下這些食物，都要離它們愈遠愈好！

◎油炸食物

油炸食品除了含有大量會阻塞動脈血管、造成高膽固醇的飽和脂肪酸之外，高溫下的油脂非常容易變質，成為不穩定且有礙健康的因子。當這些食物一旦變了質，大量的自由基便會因此生成，進而開始破壞人體全身的細胞。

◎加工過度的食物

英國一位舉足輕重的食物權威學者埃里克‧邁爾斯東（Erik Millstone）博士，參與一項蘇賽克大學（University of Sussex）舉辦的學術研究時表示：當今英國的盒裝加工食物裡，至少含有四千種以上的人工添加物。以此類推，一般人在一年內至少吃進六至七公斤，純化學甘味劑等食物添加物。

對現代人來說，不管是為了健康或是美觀等因素，減重幾乎成了每個開發中國家人民的共同願望，沒有比正確去除油脂的食物，更能

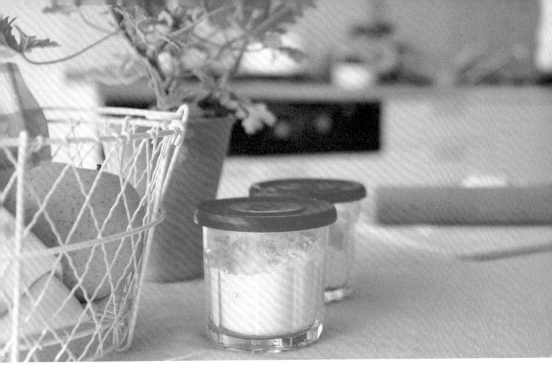

加速你的減肥效果了。但通常加工食品本身就代表著重糖或重鹽，尤其是低脂類的加工食品，過度加工的結果，會導致添加更多的人工甘味劑之類的調味料，好讓食物變得可口，容易下嚥。

◎速食與外帶食物

雖然我偶爾也會點些印度食物外帶，但外帶食物通常也有重油或重鹽的傾向。而速食即使不全然含有大量的人工甘味劑添加物，但還是有大量的飽和脂肪酸，和你駐顏所需的纖維素與酵素不足等問題。

其實仔細分析起來，速食比起家裡的自製食物更加難以消化吸收，短暫停留在腸道的速食，卻會製造更多的毒素。這些廢棄毒素在腸道停留的時間越久，就會產生更多隨著血液循環進入人體全身細胞的有害物質，導致自由基的生成。

◎非生機食物

專業運動員暨營養師若茲・卡迪爾（Roz Kadir）警告大家說：「如果不改吃生機飲食，就好像親自參與一項長期的人體實驗，看看一年

之內讓你吃進一加侖的農藥和有機磷酸脂，會讓你的身體產生怎樣的下場一般。」

我們都知道化學食物添加物是干擾荷爾蒙分泌的元兇，甚至影響每個細胞的運作功能，進而加速老化。但請注意：並非貼著有機物的標籤，就代表這種食物絕對健康，以有機披薩（organic pizza）為例，依然是一種充斥著飽和脂肪的餐點！其實只要是披薩的部分原料使用的是有機食材，相關單位就會核發其有機食品的認證標章。聰明的消費者千萬不要因此而被唬住，以為這片油滋滋的麵皮餅，會含有什麼對身體有益的營養成分，而不致於危害你的健康。

得知含鹽量

如果每一份量以 100 公克為單位，標示含鹽量為 5 克，這會讓人很清楚；但若是產品標示的是鈉而非鹽，就請乘以 2.5——讓數字告訴你真正的含鹽量，那可能會讓你十分震驚。

減少攝取 3S 食物

所謂的 3S 指的是：鹽（Salt）、糖（Sugar）以及提神飲料（Stimulants）。逐步降低對這三種食物的依賴，會使身體更健康、更有活力。

◎鹽（Salt）

過量的鈉、氯化物或鹽會使血壓升高，進而和心血管疾病、中風、關節炎和胃癌等病症，產生重要聯結。吃得太鹹會讓人體持續對水份產生渴求，所以水腫或頻尿的毛病也就接二連三的出現。其實「鹽」促進新陳代謝、維持電解質平衡，是正面又不可或缺的成分，少了鹽我們也活不下去；事實上我們一日只需要六克左右的鹽，但大部分的人都攝取了雙倍以上的份量。我們所吃進去的鹽，大部分都隱

藏在食物如加工過的、餐廳外食、罐頭食品當中。

　　研究鹽和特定心臟疾病關聯的先驅——倫敦聖喬治醫院的葛拉罕‧麥葛雷哥（Graham MacGregor）教授說：「自每日攝取的鹽份 10 到 12 克中減少一半，一年至少可以拯救七萬人，免於中風或產生心臟病，其中更有一半以上的人，其病情達到了致命的程度。對於食

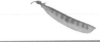

● 降低鹽份攝取小秘訣 ●

1. 自己餐盤的菜餚不另外多加鹽。
2. 在未嚐口味之前不加鹽。
3. 戒掉罐頭食品、醃漬物和煙燻製成的菜餚。
4. 仔細檢查標籤的鹽或鈉含量。
5. 謹記在心：每日的鹽份建議攝取量只有 6 公克，只等於一茶匙的量。
6. 不出二到六星期，你就完全不會想念重鹹的食物了。

物中隱藏的鹹味我們更要格外注意！最典型的例子就是鹹口味的玉米片。在這些美味的玉米片當中，鹽份幾乎跟海水中的比例一樣多，比

戒鹽者的紅燈名單

- 培根
- 煙燻或醃製的肉類，如：火腿。
- 香烤豆子
- 乳瑪琳（Margarine）
- 硬質乳酪，如：巧達乳酪（Chedder）。
- 早餐的穀類麥片
- 餅乾零食
- 披薩
- 洋芋片

- 外賣熟食
- 肉腸
- 燻製魚類（50 克煙燻鮭魚含 3.75 克以上的鹽）
- 罐頭湯
- 番茄醬汁
- 白麵包（一份三明治的鹽份已是每日建議攝取量的一半，而且是什麼都還沒夾進去的！）

洋芋片還要鹹。英國人飲食中的麵包也大多過鹹了。」對於這些隱藏的鹽危機，我們要如何加以辨別呢？建議您在將這些食物吃下肚之前，詳細看看其產品標籤上的成分表。

抗老化飲食計劃裡，每日鹽份的攝取量會自動調整減少到八成五左右；這代表你仍舊會吃到一些鹽，只是這樣的調整會讓鹽變成更有機、更易於被人體吸收，尤其某些蔬菜本身已經富含鈉，那麼你就沒有必要再添加過多的鹽。假使你覺得沒鹹味的食物讓你味如嚼蠟、難以下嚥，那麼在後面的章節中還會介紹幾種海鹽和岩鹽，可以讓你安心的食用，而不會讓你的身體太有負擔。

不過我還是要再鄭重的奉勸大家，要盡可能的吃的清淡。你的味蕾很快就會適應清淡飲食，而且很快就會察覺哪些食物的口味真的太重了些。

◎糖（Sugar）

九成有念珠菌感染毛病的人，都是因為吃了太多的糖份。

過量精製的糖，無疑地會縮短你的壽命，因為糖份會掠取身體中必須的維他命和礦物質，讓飽和脂肪酸無法被有效的利用來供應肝膽中的劣等微生物質，而導致浮腫和念珠菌的感染，並且分解掉牙齒中的礦物質。

過量的糖會加重腎上腺的負擔，干擾胰島素的正常功能，造成血糖的不穩定。糖在抗老飲食的菜單，可以說幾乎是完全地被排除在外，根據專家的說法，糖和蛋白質交互作用之後，會產生醣化現象，使皮膚細胞硬化、缺乏彈性，導致皺紋的產生。

坦白說，糖在各方面都毫無營養價值；沒錯！糖是既好吃又難以抗拒的食物，不過午茶時間對巧克力的強烈渴望，只能代表你的血糖指數一個大的波動罷了。吃進越多的糖，你就越有機會經常去經驗這種血糖指數的波動。如果我們食用大量的巧克力棒，其生成的葡萄

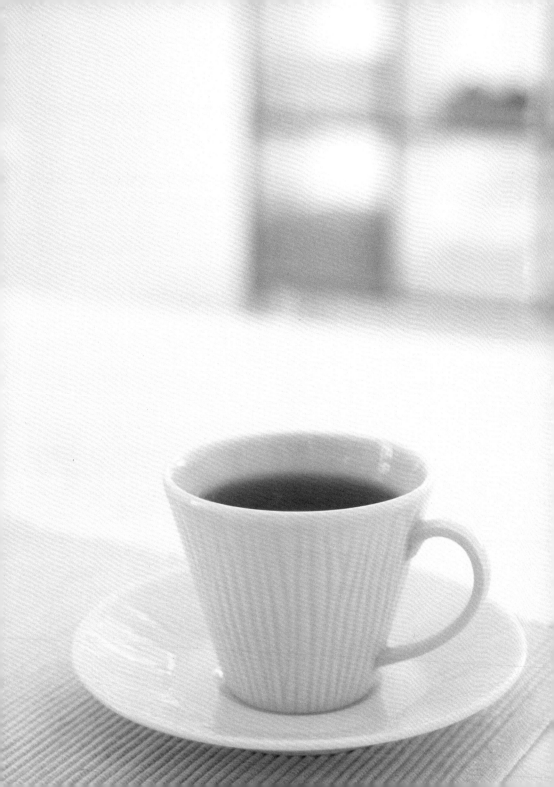

糖，既派不上用場也無處可去，其結果只會導致在我們的體內囤積更多脂肪罷了。

至於人工甘味料，那更是跟抗老飲食沾不上一點點邊。我不確定長期吃進代糖之類的化學食品，會對人體造成什麼樣的嚴重結果，但是就我個人閱讀過的報導和實驗結果得知，這些化合物跟毒藥幾乎沒有什麼兩樣。

至於年輕人最喜歡的甜味飲料，只會濾掉骨頭中的鈣質、造成血糖竄高、胰島素必須激烈的分泌糖水，充其量只能將它們定位在「製造胖子的催化劑」，讓你喝得越多，就會更想吃那一些甜點零食。更重要的是，無論是低卡或者是低脂製品，這一些甜食都含有許多添加物和色素等成分，這些嚴重的後果都將在後面的章節中再詳細地加以討論。

◎提神飲料（Stimulants）

1.咖啡：即使一天只喝兩杯咖啡，對加速老化的荷爾蒙皮質醇，也有刺激分泌的作用。其實會讓你老得更快的荷爾蒙並不多，但是咖啡恐怕會是其中最大的敵人。在諸多因素的考量下，我們對咖啡的飲用量有必要加強控制。過度酗咖啡會影響身體內分泌、腦細胞、胰島素的分泌，還會使你發胖──這點讓不少人嚇一跳。但的確有許多減重診所以減少飲用咖啡，來要求病患作為體重減輕的必要手段，卻是不爭的事實，尤其是改喝綠茶之後，減重的效果更佳。

咖啡對神經系統是最強的提神飲料，容易導致失眠、產生消化和腸道的毛病，甚至影響心臟的健康。再者，咖啡是最好的利尿劑，會使你的身體脫水；所以喝太多真的會讓細胞乾涸掉，對於想讓皮膚潤澤光滑的女性而言，真的一點好處都沒有。

咖啡若非經有機生產製造，那麼有不少的化學添加品和毒素會在加工的時候被使用。低咖啡因的咖啡就更糟糕了，這種低咖啡因的咖

啡是將咖啡豆在未烘焙之前，使用一種化學溶劑將咖啡因萃取出來。已經有許多研究都指出：這些殘留的萃取溶劑是一種有害的致癌物。所以在購買低咖啡因咖啡豆時，要確定其是用健康的蒸餾水，或瑞士萃取方式（Swiss Process）所製成的低咖啡因咖啡豆才安全。

我知道要完全戒掉咖啡是一件非常困難的事，畢竟在起床後來一杯提神飲料，是許多上班族宣告一天正式開始的重要儀式；更不要說作家們在寫作時，有多麼需要咖啡來幫助思考了。不過，以我個人的經驗來說，我禁止自己喝咖啡改喝茶也有幾個月時間了，我發現並沒有當初想像中的痛苦。如果真的非喝不可，就讓自己一天喝一杯有機咖啡吧！我還要補充一點，咖啡會分解鈣質和維他命B，所以，在飲用咖啡的同時，要記得多補充含有鈣質和維他命B，這些營養成分的食物。

2.茶：茶的好處很多，這點在最近的報章雜誌中有很多篇幅報導，值得大家一看。這是英國人最喜歡的飲料之一，富含抗氧化物和多種營養可以抵禦自由基的侵略。至於茶的好與壞，我們將在第五章中有更多的闡述，在此我不多談。

3.酒精：嚴格來說，酒精不算刺激性飲料，因為飲酒會讓人神經鬆弛。不過酒精無疑的會刺激肝臟進行大量的排毒工作，其後果可能會讓人中風、脫水，而且老的更快。只要回憶一下那幾個宿醉、頭痛欲裂的早晨，就知道為什麼酗酒會讓你早死。而迅速地失去水份，是因為人體的水份都自於原本應該在的位置上，因為酒精的刺激必須流向工作過量的肝臟和胰臟去支援。因此，如果你想要皮膚看起來潤澤飽滿，第一要務就是趕快戒酒！

尤其酒精中含有大量的糖份，喝太多會造成肥胖的原因，更別說酒精還會讓血糖忽高忽低，讓你中廣癡肥了。

如果你跟我一樣懷疑這樣的問題：「為什麼我們在喝酒之後的半夜會甦醒過來，然後就很難再入睡」。那是因為酒精會讓我們在一

開始時精神鬆懈想睡覺，一旦開始刺激腎上腺素的分泌，一種使人興奮和最終疲憊不堪的荷爾蒙，就會讓你在清晨三點中醒過來，睜眼到天明。

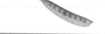

喝水加速酒精代謝

要幫助酒精代謝，人體需要喝進酒精四到五倍的水量。所以你每暴飲一杯，就至少要多喝二杯水來促進身體的水合作用。

當然也有些酒精飲料可以算是例外，紅酒是我無法擺脫的毒品，不喝不行。但我相對也讀到不少對紅酒的正面報導，讓我放心不少；當然這裡指的是偶爾喝一到兩杯，適可而止，而不是讓你每晚都毫無節制的喝。

藥 物

藥物可以醫人，也可以害人；使用得當可以治病，反之也會變成令人致死的毒藥，使用時不可不慎！若能常保身體健康，自然就能遠離藥物的戕害。

◎香菸

香菸對大多數的癮君子來說，是最難以戒掉的毒品！我只能這麼說：若是你不想戒菸，那麼你就等著比那些不抽菸的朋友，早死十年吧！我們都知道香菸會造成什麼樣可怕的致死病症，但相較於其他毒藥，香菸也是讓你皮膚老化的最快物品。一包菸可以造成肺臟的過多自由基，然後藉由血液徹底循環全身的器官、腺體、細胞等，讓你的皮膚變得粗造無光澤，牙齒變黃變醜。

就算不抽菸或是菸抽的不多，我們也都還會知道二手菸有多麼可怕。光是坐在你那愛抽菸的朋友旁邊，吸著他吐出來的煙霧，你吸進去的毒素絕對不輸抽菸者。

　　如果你無法勸阻他或她抽菸，起碼告訴這些癮君子們到戶外去享受他們的快樂，不要影響其他人的身體健康。實驗報告中指出，就算是貓狗等寵物，常吸二手菸也會死的快一點。所以仔細想想繼續抽菸，我們會有怎樣的下場。

　　看完這本書你仍然戒不掉香菸的話，試著改變你的生活型態，去見見醫生或是其他療法的專家，尋求尼古丁替代法之類的治療方式。

◎處方藥物

　　我並不是要各位丟棄任何正在服用中的藥物，特別是有病纏身的人要格外注意。我只是希望大家要多留意一點：所有的藥物無論是否合法，無論它是草藥或中藥、西藥，多少都會帶著加重肝臟負荷的毒素。而負擔過大的肝臟，對於長期對抗老化來說是幫不上忙的。

◎長期服藥

　　如果你一直以來都在服用治療背痛、頭疼、消化不良或是便秘之類的藥物，我建議各位試著暫停服藥幾個星期。一方面讓解毒的肝臟有機會休息一下，一方面試著運用其他方法增強自己的免疫力。肝臟要花大約六星期的時間來完全重建再生，你也可以看出自己的皮膚因此變得更好。對於諸多隨著年齡增長而來的小毛病，除了服藥之外，的確還有更多的替代療法。

　　你可以參考專家們的說法。北史丹福郡醫院的神經專科顧問西蒙・伊麗絲（Simon Ellis）博士表示：「每個月吃七次普拿疼之類的藥物，對你的肝臟負荷來說，就已經算是超量了。」因此，你必須讓你的肝臟休息一下，藉著休息恢復肝功能的正常運作。

◎社交性藥物

　　身為嬰兒潮的一員，難以避免的會在社交場合中來上那麼一管大麻。不過就算是草藥，大麻的四氫大麻醇（tetrahydrocannabinol）成

分，會長久的儲存在人體和肝臟中，進而造成更多自由基的產生。經常性吸食這樣的社交性藥物，對我們沒有任何益處，你至少要花上一年以上的時間，來將毒素徹底排除。（編按：台灣將大麻列為二級毒品，使用者被視為毒品犯，需強制接受勒戒治療。）

酸性食物

　　雖然酸性食物不盡然能夠和毒素直接畫上等號，但食用過量的酸性食物，多多少少會對人體健康產生威脅。這樣的威脅越大，人體的細胞就越容易因耗損而氧化。身體長期處於威脅之下，久而久之就會變得乾枯，容易出現：胃腸不容易消化每天吃進去的食物、肝臟的解毒功能無法充分發揮，最後會使得皮膚變糟、水腫、終日昏昏欲睡、關節出現毛病、便祕、失眠等等，這些所有我們認為健康的人生所不應該出現的問題，通通都會產生。

　　酸性食物會嚴重耗損我們消化系統的精力，用盡力氣去分解、再利用、排除毒素。越是複雜且精緻的酸性食物，其耗損的精力也越大，在這一段過程中，我們也會覺得越來越疲憊不堪，這是因為血液會自大腦或其他地方流向消化系統，以協助因酸性食物所導致的龐大代謝需求。我們的消化道也會因為擠滿了腐臭的食物殘渣而開始阻塞，成千上萬的腸道絨毛便無法順利地進行消化吸收，疾病當然也就順理成章的生成了。

　　疾病形成的主因就是因為細胞的酸化害的。細胞過酸，以至於不能排毒，也不能順利吸收如礦物質等營養，所以整個人的體質就會越來越差。一般而言，我們不會主動關心自己體內 PH 值的確切數字，那是因為人體會同時製造酸、鹼兩種不同的體液，譬如說，胃酸毫無疑問是酸性的，不過膽汁和胰液卻是鹼性的，整合之後會流入小腸內進行吸收工作。

　　由於我們的飲食習慣不良，導致大部分的人身體的酸鹼值都出現

不平衡的現象，體內呈現酸性體質的人數占了絕大多數。然而想要延緩無可避免的老化現象，就必須要開始收斂起對於酸性食物的依賴及份量。這並不是叫你要馬上戒掉自己喜歡的麵包或乳酪，只是要你進一步了解這些食物的優缺點。而你永遠都能自己決定吃或者是不吃。

◎小麥

雖然全麥穀物中的小麥，是絕佳的碳水化合物的來源，能供給人體所需的維他命等營養成分，但它不容易消化，同時小麥也屬於酸性食物。在加上大部分放在超市貨架上的麵包品質都很差（原因是加了很多的糖和鹽，還有不必要的食品添加物），更讓身體的酸性比例增高。若你想知道那些麵包加了多少人工添加物，只要和一條新鮮的法國麵包，一起放在冰箱作個儲存實驗，經過幾日，結果可能會讓你大吃一驚！英國製的麵包一向以引起消化及腸胃毛病而惹人討厭，但很有趣的是，我的客戶只要到國外去渡個假，這些不適通通都會一掃而空。

根據英國過敏者組織所做的最新調查指出，20％認為自己對小麥過敏的人當中，不到 3％是真正有過敏毛病或過敏體質的。但根據我的經驗，這個數字實際上應該要大得多。

許多人對小麥過敏其實是對麵包裡的麩質過敏。小麥含兩種不易消化的蛋白質：醇溶蛋白（gliadin）及麥粒蛋白（glutentin），一般是在麵粉加水揉製麵包時才會產生。這些是做麵包不可或缺的成分與步驟，也是讓許多人的腸道吃不消的源頭。醇溶蛋白會在腸壁上形成隔離膜，讓腸道疲於應付，妨礙消化，最終導致便秘、腸胃不適、腐敗菌種生成，還可能造成更多、更嚴重的其他腸胃病症，如腹腔感染等等。

就算你自以為情況沒那麼嚴重，但每當你吃下一個三明治或是一頓義大利麵時，你的身體就需要三大杯水來幫助分解這些澱粉與麩質。日積月累下來，你的腰圍就會粗了一大圈。

如果你有個鐵胃和鋼腸，對小麥這類穀物一點問題都沒有，那麼

就儘管吃吧！只是如果你的排泄情況不佳，不常去上廁所，那麼我還是奉勸你節制點的好。

我的個人意見是：一個健康有氧的身體，偶爾吃吃小麥不是問題，這裡指的不是一天四次這樣的頻率。只是假使你要吃穀物豐富的一餐，切莫忘記要多多飲水來幫助消化。

◎白米

穀類中營養含量最豐富的維他命 B，通常在白米的加工過程當中，都被一一篩除掉了。那是因為稻米在收割之後，經過多次的清洗、漂白、碾磨、加油、潤澤等繁複的工序，披上了一件賣相極佳，但卻營養盡失的漂亮外衣。這樣的白米或許比小麥容易消化，不過其中的營養成分卻所剩無幾。消費者能做的僅僅是，盡快地選用更健康且有機的穀類食品，來替換掉那些精緻的食物。換句話說，選擇有機糙米或有機白米，比起精緻白米更營養健康些。

◎乳製品

以我的觀點，所謂的乳製品就是牛奶或乳酪製成的食品，與山羊

有關乳製品你不可不知道的事實

· 乳酪含大量的鈉。

· 乳酪非常不容易消化。

· 酪蛋白與我們用來取代木工膠合物的是同一種物質。

· 乳酪會讓腸道產生過多黏液。

· 乳酪促進腐敗的微生物在腸道生存。

· 乳酪影響礦物質吸收。

· 牛隻被餵給含成長激素和荷爾蒙的飼料，這些都可能藉由乳製品讓人吃進肚子裡去。

· 乳脂中大部分的營養會在加熱殺菌中喪失。

· 牛奶含有 10：1 的鈣和鎂，這樣極端不平衡的成分，對人體健康可能是個問題。

乳或綿羊奶做成的食物不一樣；但牛油和優格勉強還可以算是乳製品中的一員。乳糖不耐症和牛奶過敏症在英國是很常見的疾病，歐洲的白種人幾乎有 8％，都有這樣的毛病，而非洲和亞洲更有高達 80％的人，都是無法承受鮮奶的可憐蟲，這全是因為缺乏消化乳糖的酵素──乳糖酵素（lactase）所致。

如果你是從小時候就有耳疾、扁桃腺炎、濕疹、氣喘之類的毛病，那麼你對牛奶中的蛋白質或是乳糖也會產生過敏現象。乳糖酵素和牛奶中的酪蛋白是主要的過敏原，而牛奶非常容易生成黏液或變酸，一直以來都與慢性鼻黏膜炎、鼻竇炎和花粉熱等病痛，脫離不了關係。

脫脂牛奶並不比全脂牛奶好，雖然其中的飽和脂肪已經被移走，但相對的維他命 D 和維他命 A 等營養素，也一併被帶走了。所有，你自以為喝進肚子裡的鈣質，少了這些維他命和鎂的作用，其實也是無法被人體吸收的。

毋庸置疑，熱牛奶比冰牛奶更容易被人體所消化，同時也具有更多能幫助安眠和神經放鬆的色氨酸，所以如果你真的無法放棄每天晚上睡覺前喝一杯牛奶或熱可可的習慣，那就請你喝低脂或全脂的有機牛奶吧！

人類是全球哺乳動物中唯一成年後仍舊飲用牛奶的動物，其他成年的哺乳類則靠吃特定的綠色植物來獲取鈣質。但有趣的是，罹患骨質疏鬆症比率最高的國家，同時也是飲用牛奶最多的國家。我們有太多鈣質來源的食物，遠比牛奶更容易消化吸收，不喝牛奶你是不會死的！相信我──在我發現這個結果時也是十分驚訝。不過你如果對牛奶沒有什麼排斥現象，那麼就繼續喝吧！

◎肉類

一份含有大量飽和脂肪酸的食物，例如：培根、香腸和加工肉品等，我可以斬釘及鐵的說，那是篤定帶領你走向高膽固醇和心血管疾

病道路的重要殺手。肉類完全是酸性物質，會讓造成水腫、便祕的菌類生長。你絕對不相信，一頓牛排從消化吸收到徹底排出體外，需要好幾天的時間，除非這些肉類是經過有機飼養。

> ### 肉的選擇次序
>
> 1. 野味　　　　2. 家禽肉
> 3. 羊肉　　　　4. 牛肉
> 5. 豬肉　　　　6. 內臟
> 7. 肉製品，如：培根、香腸、火腿等

大部分人工飼育的肉食動物，大多含有過多的化學藥物殘留，那當然是來自成長時的藥物注射和日夜不停的餵養所致。有研究報告指出，平均來說，素食者可以比肉食者活的健康並長壽大約十年，而且大多不是因為癌症或是心臟疾病致命的。不過另一方面，動物性蛋白質對於健康有光澤的皮膚細胞，是不可或缺的來源。

飲食中缺乏內臟，曾經被懷疑是構成現在普遍發生的甲狀腺機能不足現象的主因；但是任何人只要有關節炎、腸癌、或是心臟病的家族病史，都該嘗試把菜單裡的肉類改成富含油脂的魚類。針對這點，我們將在第三章裡有更多的討論，所以請你在閱讀完第三章之後再決定，是否要刪減你的肉食比例。上方的表格，列出對你長期健康有影響的肉類，從最好的到最壞的依序排列，建議你如果要繼續吃肉，那就吃最好的！

◎馬鈴薯及茄屬植物

馬鈴薯是促使老化的兇手成員之一，因為它的大量澱粉不容易被人體消化吸收。即使它的成分含有大量的營養和纖維素，不過有部分的人還是難以接受馬鈴薯的負面因素。

任何人只要有血糖的毛病，就應該對馬鈴薯舉出局牌，一個烤馬鈴薯會快速將醣類和澱粉釋放出來，讓血糖飆升、胰島素急速分泌，

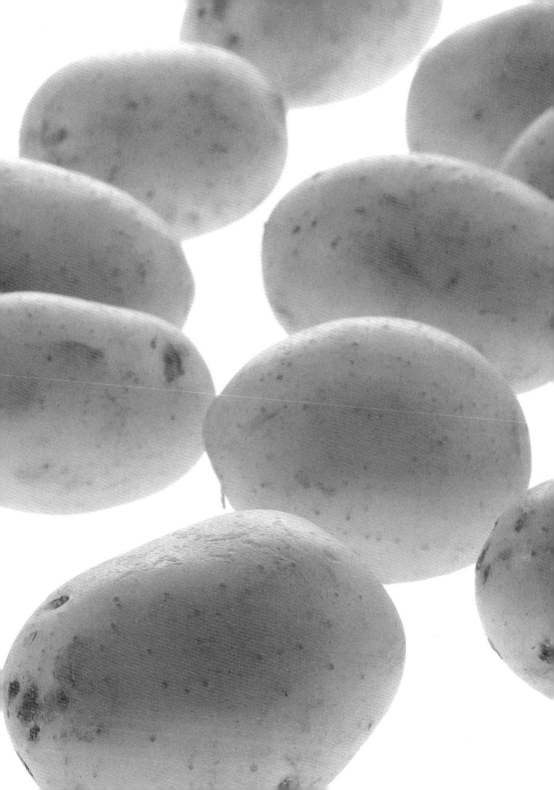

引起發炎反應和疲累感。水煮馬鈴薯比起烤馬鈴薯和馬鈴薯泥，對血糖不穩的人來說可能更適當一點。

這些原因讓我們充分理解，為什麼我會建議大家遠離馬鈴薯和其他根莖類食物。馬鈴薯、番茄、茄子、椒類等，都是屬於鹼性家族的成員，含有一種稱為龍葵鹼毒素（Solanine）的成分。大家都知道被關節炎、肌肉痠痛之類發炎毛病困擾的人，只要避開食用茄屬植物就可以獲得紓解。無論這是否是因為這一些植物的酸性或是毒素所造成的，總之，只要能減輕疼痛，這一個簡單的禁食令，應該值得大家一試。

但是身體健康沒這些毛病的人，倒是可以大啖上述蔬菜，畢竟這些食物營養成分都相當豐富——除了馬鈴薯之外。

消除有害的環境影響

除了飲食因素之外，我們所接觸的各種外在環境也促使我們逐漸老化。陽光、空氣、交通環境、方便進步的電子產品與設備等，也都在不知不覺當中，緩慢地扼殺了我們的健康。

◎避免日光浴

講到抗老化這個課題，一定有充分的資訊告訴你：對長期暴曬在陽光下的運動，請敬而遠之。簡單的說，曬太陽曬過久會讓你的皮膚產生皺紋，對皮膚細胞造成永遠性且無法彌補的傷害，甚至於產生皮膚癌。如果你想要皮膚年輕又有彈性，那麼一定要避開夏日上午十一點到下午三點的炎熱陽光，否則你將迅速的走上老化之路。

◎嚴重的空氣污染

城市和鄉鎮日益嚴重的空氣污染，與氣喘還有支氣管炎的盛行息息相關。光想像這些污染對於我們的皮膚，還有內、外在健康會產生多少不良影響，就令人不寒而慄。我們可以靠多吃新鮮抗老的水果、蔬菜

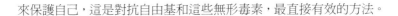

來保護自己，這是對抗自由基和這些無形毒素，最直接有效的方法。

◎經常搭乘長途飛機

　　我知道不是每個人都有機會經常乘坐長途飛機，但只是想讓各位知道，長途飛航會對身體造成什麼樣的負面影響：高空的臭氧、輻射、氧氣不足、高壓、時差和造成深度靜脈血栓的經濟艙症候群，都是健康的殺手。所以不得已要長時間飛行時，一定要多喝水，並且避開3S（sugar 糖、salt 鹽、stimulants 提神飲料）的引誘。我們的細胞一天需要大約二公升水份的補充，特別是在長途旅行的航行中。記得訂位時要要求坐在靠走道的位置，以便能順利如廁，還可以順便伸展一下手腳。

◎經常搭乘地下鐵或捷運

　　世界各地的大都市都有繁忙的地下鐵系統，這些複雜的線路裡，充滿著石棉浮游物等各式各樣的化學物質，還有嚴重的電磁波等等有害人體的物質。忙碌的現代人靠著這樣的運輸車廂通勤，雖然方便，卻帶給人更多的精神壓力和忙碌不堪的疲憊。其實坐公車、騎腳踏車或是乾脆用走路的，都是不錯的替代方案，不僅可以遠離各種毒素，也可以順便鍛鍊一下身體。

◎頻繁使用行動電話

　　這點讓我很火大！真的。就算是我的生活也一樣離不開行動電話，但也搞不清楚何行動電話明明是設計給人在外出行動時使用的，卻還是有人在家裡仍拿著手機聊天聊個不停？不要說受電磁波的影響了，光是講三十秒的手機，就夠讓腦血管擴張，腦細胞受損。所以講到手機時，要想想如何少講一點電話，幫助大腦細胞恢復靈活與年輕。

◎化學合成物

　　除了隱藏在食物中的諸多化學添加物之外，日常生活中還有更多化學品，是我們直接塗抹在皮膚上的。大部分我們使用的保養品，會

肌膚毒物

膠原蛋白 （Collagen）	大部分的潤膚用品如：精華液，都有這個成分，它是取自動物的皮或是雞爪，會造成皮膚窒息缺氧。
甲醛 （Formaldehyde）	在大部分的化妝品和美甲產品上都看得到，它對人體過份刺激，也是致癌物質的一種。
丙烯乙二醇 （Propylene glycol）	除了保養品，在煞車油和防凍劑當中，也會看到同樣的成分。
介面活性劑 （sodium lauryl sulphate, 十二烷硫酸鈉）	在化妝品、洗髮精、牙膏等清潔劑裡都看得到，甚至於車庫的地板清潔劑，還有引擎的去漬劑等。這是大家普遍熟知的一種刺激性的化學活性劑，會侵略人體細胞，對眼睛、心臟、大腦、肝臟等造成永久性的傷害。

透過毛細孔的吸收進入血液，所以就算非用不可，為了你本人還有家人的健康，也要盡量使用一些天然的產品。上方的表格列出一些要特別注意預防的毒素，這些都是大部分人常常使用的化學添加物。

◎電子儀器

所有的電子產品，包括我本人面前的筆記型電腦，都會發出或多或少的電磁波。有許多的電磁波強度比我們所知道的更強，並且透過不同的傳輸線一再地發送。根據電源觀測站（Powerwatch, 英國一個獨立的電磁輻射測量機構），尚·菲力普（Jean Philips）先生的說明，許多科學家都已經證實，被過多的電磁波圍繞會對人體健康產生不良的影響，包含免疫系統受損、癌症和老人癡呆症等嚴重毛病。

就算一天只有幾分鐘也足以讓你頭痛、沮喪、情緒波動、沒勁兒、注意力不集中。在我連續使用電腦工作幾個小時之後，我開始感

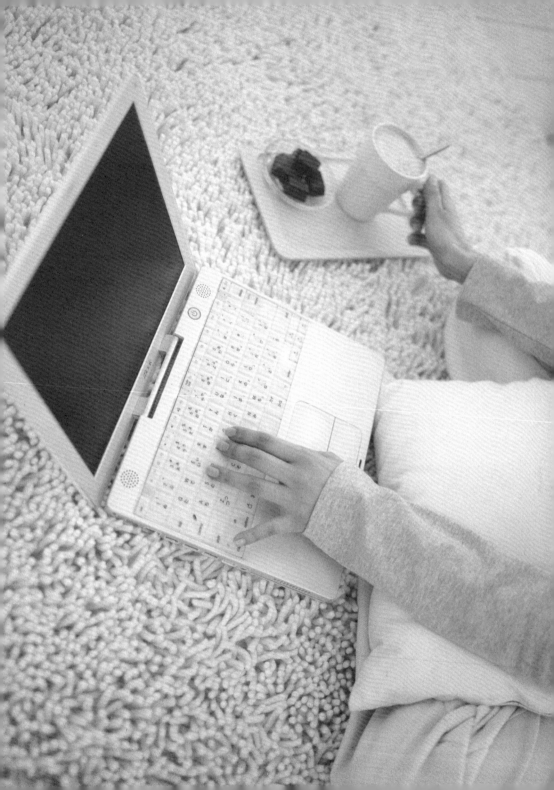

覺頭腦悶痛、體力耗盡，感覺就像脫水一樣。至於解決的辦法，在後面的章節中會有詳細介紹。我想各位也都想知道，怎樣做才會讓自己的日子更好過，不是嗎？

充實心靈

我統整以下造成壓力的原因，讓各位檢視一下自己的生活。這些隨著年齡增加紛至沓來的瑣碎雜事，讓我們煩心並且身體不適，而在那個當下就是毒素產生的時刻。最近有研究報告指出：壓力會使大腦葉負責記憶的部分縮小，而一個不健康的大腦，是無法促進青春荷爾蒙有效分泌的。

在第十一章裡，我們會討論更多讓大家的退休生活更加充實的辦法。說到底，我們沒有人可以活在純氧底下，吃著純淨無汙染的食物，完全不接觸電子產品，不和社會接軌及使用一些刺激性物品。但是我們仍有辦法支配自己的身體，去做許許多多紓壓的活動，讓自己的生活變得精彩而有計劃。

造成壓力的原因

- 不良的人際關係
- 壓力大的工作
- 緊繃的家庭生活
- 運動量少或完全不運動
- 新鮮空氣不足或極少日曬
- 總是來去匆匆
- 從不冥想
- 不做有氧運動
- 不做瑜珈或太極拳運動
- 從不「光是坐著，啥都不做」
- 沒有輕鬆時刻
- 沒有自我時間

第二章
關鍵荷爾蒙

大腦是抗老化的指揮中心

九成內分泌系統的荷爾蒙由大腦來生成、控制，
這些激素可以刺激、調節並統合人體內
各種功能運作的化學物質。
一旦大腦不健康，這些腺體會立即受到影響。
足夠的營養補充和規律正常的生活方式，
可以讓腦部保持在最佳狀態。

神奇的內分泌系統

由腦下垂體、下視丘腺、松果腺、甲狀腺、副甲狀腺、
胸腺、腎上腺、胰腺和卵巢組成的內分泌系統，
如同製造激素的交響樂團，
控制你身體的每一部分。
若其中有一個不適任的成員走調，
整個樂團演奏的樂曲就會跟著荒腔走板。

荷爾蒙的原文 Hormone 來自希臘文的字義「使興奮」，現在已經被發現的荷爾蒙激素，超過了三十種。荷爾蒙最主要的功能在於活化人體細胞，但不幸的是，荷爾蒙激素會隨著年齡的增長而減少，對人類的外觀以及感官有重大的影響。

年過四十，人類的雌激素和睪固酮都會逐漸下降；年過五十，珍貴的青春激素——類固醇激素 DHEA 和黃體素更是會直直落，等到過了六十歲，青春激素更是宛如戲劇性的跌落到谷底。不過真正的壞消息是，兩個和病痛息息相關的腺體——胰島素和皮質醇，也會隨著年齡的老化而依序降低，那將導致胰島素分泌不穩定、糖尿病等等瑣碎又拖拖拉拉的身體毛病。

不過別絕望，本書的每個章節，都會針對如何增強每個細胞、腺體、器官，還有荷爾蒙的分泌等等問題，來幫助你在年齡漸漸增加之後，依然可以臉色健康紅潤、神采奕奕。

大腦是抗老的指揮中心

抗老化的旅程當然是要從最重要的大腦開始囉！

內分泌系統中的荷爾蒙，九成是由大腦所生成控制，這些各式各樣的激素，可以刺激、調節並統合人體內各種功能運作的化學物質。一旦大腦不健康，這些腺體就會立即受到影響。

《邊陲效應》（The Edge Effect）的作者艾立克·貝夫曼博士（Eric Braveman），同時也是首屈一指的大腦細胞專家，他將人體大腦比喻為房子的屋頂：「人們通常會仔細保養他們的房子，除了屋頂之外。」他又說：「如果大腦健康被忽略的話，人體的各項機能都將無法發揮最佳功能；那些行為失準或是記憶力減退的人，大腦結構通常都是一團糟。」最簡單的例子就是阿茲海默症（老人癡呆症），部分抗老化的醫生認為，最糟的情況就是導致大腦硬板化（雖然稱為硬

板化，但你可以想成是因朽壞而變得脆弱）。換句話說，如果我們的健康動脈可以順利輸送充滿氧氣、富含營養成分的血液到大腦，而不是讓血管阻塞、窒礙難行的話，許多癡呆或是行為失控等問題都是可以預防、避免的。

類固醇激素DHEA

即 dehydroepiandrosterone，是一種由腎上腺皮質分泌的固醇類荷爾蒙，是膽固醇生成雌、雄性激素的中間物，可以降低動脈粥狀硬化與罹患癌症的機率，當然還有顯著的抗老化效果。

　　儘管你現在正處於智力發展高峰期的二十到三十歲，但並不代表歲月增長之後，你就一定要開始走向下坡。足夠的營養補充和規律正常的生活，比你想像中更能保持腦部的最佳狀態。我在本書中會不斷提到，自由基在老化階段中對人體的侵蝕，而最重要的就是影響大腦的功能。自由基造成的毒物和氧化作用，會逐漸侵蝕大腦的精密組織；而生活環境裡無形的壓力和毒素，大腦也通通都必須概括承受，這會使得退化情況更加嚴重。如果你不常用腦，那麼智力退化的程度就更快了。

大腦的敵人

· 鉛

· 鋁（來自烹調鍋具）

· 鎘（來自香煙）

· 自來水

· 酒精
　（一杯就足以謀殺上百萬腦細胞）

· 殺蟲劑

· 暴力電影

· 震耳欲聾的音樂

· 有電磁波家電用品，如微波爐、電視、電腦、行動電話等

大腦與人體的肌肉組織一樣，不用就會萎縮。所以在你衝到最近的藥房購買最新、最昂貴的補充品或維他命之前，請耐心點再繼續閱讀下去，你將知道下半生該如何善待你寶貴的大腦。沒忘記吧，前一章我們已經提到過不少抗老化的食物，也列出一些各位該敬而遠之的物質，好讓大腦能發揮效能，並幫助製造抗老激素。

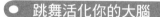

跳舞活化你的大腦

上舞廳跳舞、手舞足蹈、佛朗明哥舞等等，只要你喜歡就去做吧！科學家發現跳舞，特別是國標舞中的探戈，可以有效降低老人癡呆症的比率高達 75％，那是因為跳探戈時大腦和專注力充分被利用的緣故。

神奇的內分泌系統

讓我們對內分泌腺做個徹底的巡禮。

人體內有兩種腺體：透過導管分泌像唾液等物質的外分泌腺，以及直接向血液分泌激素的無導管分泌腺。腦下垂體、下視丘腺、松果腺、甲狀腺、副甲狀腺、胸腺、腎上腺、胰腺和卵巢等內分泌腺，才是我們現在要討論的部分。

想像一下，我們身體裡這整套內分泌系統，就像是一個製造激素的交響樂團，控制著你身體的每一個部分，從何時發送饑餓訊號到何時該上床睡覺，都受它的管控。若其中有一個不適任的成員走了調，整個樂團演奏的樂曲就會跟著荒腔走板。你不可能在腺體出問題的同時，還能保有正常分泌的激素。如果你的細胞衰弱不堪，你的腺體也不可能狀況良好。你的細胞若想要維持在最佳狀態，除非你作息正常，定期供給細胞充足的氧氣、養分和水。這恰恰解釋了為什麼健康的人體，其實是來自健康生活的道理。

◎腦下垂體

腦下垂體是人類最重要的腺體之一，腦下垂體調節人體內其他內分泌腺的激素製造。我們要特別注意的是成長荷爾蒙（GH, Growth Hormones），這是一種隨著我們年齡增長，而減少分泌的一種激素。年過三十歲到五十歲之間，成長荷爾蒙 GH 的減少，讓我們的肌肉縮水，脂肪開始囤積，然後忽然間種種老化的跡象在鏡子裡對著我們奸笑：下垂的皮膚、深刻的皺紋、中廣的身材、無光澤的肌膚、逐漸稀疏的頭髮。

這裡有些方法可以幫助你的腦下垂體，持續分泌珍貴的成長荷爾蒙 GH：

1. 規律的運動：一天運動十五分鐘有助於分泌更多的成長荷爾蒙 GH。

2. 充足的睡眠：大腦多半在夜晚睡眠時，祕密地製造調節人體內其他內分泌腺的激素，順便修護人體的組織。

3. 謝絕咖啡：一天只要兩杯咖啡，成長荷爾蒙 GH 分泌量就會大幅下降，從今天起減少咖啡的飲用量吧。

◎下視丘腺

由下視丘製造出的激素，可刺激其他腺體生產並釋放激素。當你的身體處於極度疼痛或是高壓之下，這個腺體會主導我們的感覺。例如：生產時劇烈的陣痛。最近十年來，內分泌學家已經精確地指出，這個腺體就是決定我們口渴與否、是否過熱、該不該流汗等等感受的關鍵。下視丘腺和其他腺體緊密聯結，特別是與頭部的腦下垂體、松果腺和甲狀腺。

◎松果腺

松果腺就像打擊樂手，大部分主流醫師都不怎麼看重這個腺體；但

希臘人卻非常重視它，並將松果腺稱之為「靈魂的座椅」（the seat of the soul），東方神秘主義和瑜珈行者，則將松果腺稱之為「第三隻眼」（the third eye）。我也認為，如果你想要活得年輕睡得好，它可是超級重要的關鍵角色。

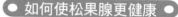

● 如何使松果腺更健康 ●

把床頭的電話移開。一台無線電話的電磁波，會嚴重干擾松果腺製造褪黑激素，所以把床頭櫃上的任何電器用品通通拿走吧！這樣才能真正睡個好覺。

松果腺就像它的名稱，是個像松果形狀的小分泌腺體，專門製造可以控制像睡眠或覺醒等人體節奏的褪黑激素。透過視覺神經可以接受到光線刺激，所以會提醒人體細胞何時該醒過來。但是褪黑激素會隨著人體老化而減少分泌，當我們六十歲時比起二十歲時所分泌的量，至少已經減少了一半，難怪老年人大多睡的少，而且到了每年的冬天，還會有季節性的失調症狀。

其實有更多自然的方式，可以讓松果腺的分泌效能更佳，例如：使用特殊的按摩油，或是準備特別且有針對性的飲食。首先我們從睡眠談起。我的客戶最常抱怨的就是睡不好覺。大部分的人差不多年過五十歲，就會開始抱怨睡眠品質變得低落，年過六十歲則會有更多的人到醫生那裡尋求睡眠幫助。一夜安眠是抗老計劃最基本的原則，因為大部分細胞修護的工作都是在我們睡眠時進行。一般而言，我們至少需要七到八小時的睡眠，不必更多。

另外有個奇妙的小祕訣要分享給大家：一個受過正規醫學訓練的醫生，曾經告訴我他前一晚沒睡好，只因為飯店的床位不對！他說，要一夜好眠，床尾必須朝向北方，以符合地球的磁場方向。以腳朝向北方躺下來，會幫助你個人的精氣神和宇宙的磁場達到和諧的狀態。

我忘了是在那裡也曾經看過這個小秘方，但我必須承認，我自己

通常都睡的歪七扭八，清醒時很奇妙的發現，我的腳後跟總是指向北方，儘管我的床是以東西向擺放！

◎甲狀腺

甲狀腺是頸部前面一個很重要的內分泌腺體，它的形狀就像一隻蝴蝶，蝴蝶的兩邊翅膀就是甲狀腺的左右兩葉。

甲狀腺素可以促進體內各種組織的新陳代謝。如果缺乏甲狀腺荷爾蒙，心臟跳動會變慢，心臟外面的心包膜腔會積水、腸胃蠕動變差、消化不良而切容易產生腹脹便秘；骨髓造血機能也會因此降低，而產生貧血的現象，成年人反應變得遲鈍、小孩的生長遲緩、大腦發育也會變得不好，嚴重一點的會變成呆小症；接著，生殖器官機能和月經也會受到影響；新陳代謝率變低、怕冷、皮膚變得乾燥、容易感覺疲倦；嚴重的話還會造成黏液水腫性昏迷而死亡。甲狀腺除了分泌甲狀腺荷爾蒙之外，尚能分泌降鈣激素，以降低血鈣。

世界健康組織估計，全球有將近一半的人口（大約近三十億人）有甲狀腺機能低下的危機，就像甲狀腺專家喬治·穆通醫師（George Mouton）所形容的，甲狀腺機能低下的症狀，如同人體發電機比起

甲狀腺機能不良的徵兆

- ·關節炎
- ·指甲脆弱
- ·四肢末梢冰冷
- ·便祕
- ·沮喪
- ·水份新陳代謝差
- ·頭痛
- ·注意力不集中
- ·昏昏欲睡
- ·晨起倦怠
- ·抽筋
- ·體重忽然增加
- ·耳鳴
- ·暈眩

正常的220伏特，只有200伏特電力一樣。最常見的情況就是：雖然你已經在暖烘烘的被窩中，但手腳依舊冰冷。上一頁列舉更多的徵兆，可以提供各位檢視自己的甲狀腺機能狀況，不過這些現象也有可能是其他病因造成的，所以還是要找醫生做正確的診斷。

卡地夫大學藥學系（Welsh School of Pharmacy, Cardiff University）的查爾斯・賀德醫生（Charles Heard），對於甲狀腺和碘之間的關聯有深入的研究。他認為直到今日，含碘的飲食對人體甲狀腺的重要性，還是經常被大部分人所忽略。他說：「許多臨床和傳聞的病例都足以證明，日常生活缺乏碘質的攝取，會導致甲狀腺機能低下。」在第三章中，我們將可以看到許多各式各樣的含碘食物；當然還有許多方法可以讓你的甲狀腺機能健康運作。

也有部分專家學者認為，現代人的飲食缺乏動物內臟的攝取，這與普遍性的甲狀腺機能低下不無關係。在古早年代，狂牛症這名詞還沒被發明之前：在節儉的五○、六○年代，我們最少一週會吃一次牛肝或牛腎，這個飲食方式或許有其道理，至少讓我們可以從食物中攝取足夠的碘。

甲狀腺激素低下的原因

- 重金屬
- 環境毒素
- 雌激素分泌過多
- 白色念珠菌
- 切除扁桃腺
- 傳染性單核白細胞增多症
- 免疫系統出問題
- 重大手術
- 鐵質過多
- 懷孕
- 壓力
- 慢性疾病
- 嚴苛的節食
- 蛋白質不足

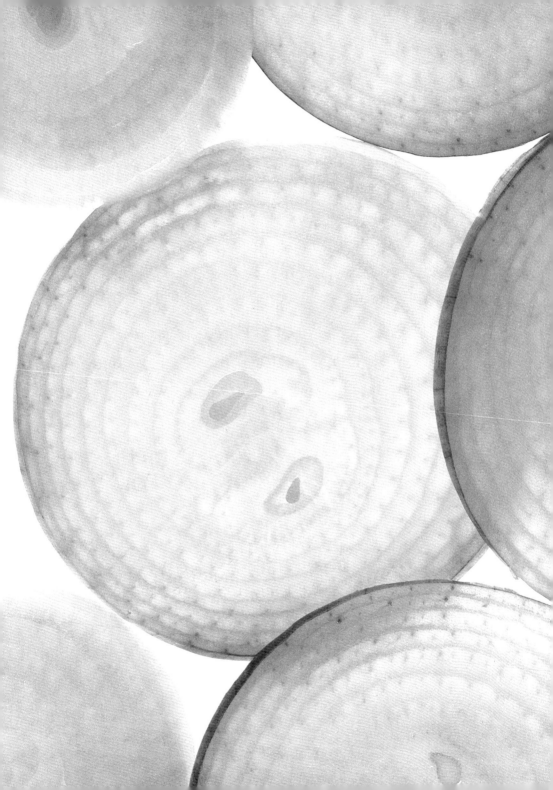

現在有不少執業醫生乾脆指示那些甲狀腺機能低下的病患，服用動物腺體製劑（特別是自牛科動物身上所萃取出來的）來作治療。那麼為什麼我們不直接吃內臟算了──如果你很愛吃的話？我偶爾會想吃小牛犢的肝臟，通常會佐以馬鈴薯泥和洋蔥。

讓我們再來看看更多會造成甲狀腺機能低下的原因：

在你急急忙忙衝去找醫生諮詢有關你的甲狀腺狀況之前，這裡有個有效、準確性高的測試可以讓你先作一下。這個測試方法首見於1945年的《蘭瑟醫學期刊》（the Lancet），現在有不少甲狀腺專家認為，這比抽血測試更準確！

◎巴氏基礎體溫測試法（The Barnes Axial Temperature Test）

要得知準確的甲狀腺素分泌的情況，可以從反應新陳代謝率的人體基礎體溫中得知。甲狀腺製造控制生長的甲狀腺素和降低血中鈣質濃度的降血鈣素等，所以一旦你的甲狀腺素分泌量降低，你的體溫也會一樣跟著降低。

你所需要的只是一個可以準確量出腋溫的溫度計，睡前放在床邊，醒過來後在下床做任何事情之前，在腋下放個十分鐘以測量你的體溫。這樣連續四天，就能取得一個平均值做為參考的依據。男人和更年期過後的女性，可以在任何時間做，只要體溫沒有太大的起伏。但經期中的女性會因為荷爾蒙分泌的關係，體溫不甚穩定，所以建議在經期第一天之後的數天再做測量。

結果：36.8-36.3 正常

36.3-36.0 偏低

36.0-35.5 低

35.5 以下就是過低

如果你的體溫屬於過低，請看看下列抑制碘質吸收的食物表，

確定你沒有吃的過量——就算其中是營養豐富的食物，但是會對你的甲狀腺造成很大的影響。

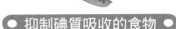

●　抑制碘質吸收的食物

1. 花生　　　　　2. 包心菜
3. 甘藍菜　　　　4. 青花椰菜
5. 芥藍　　　　　6. 白花椰菜
7. 小米　　　　　8. 大豆製品

如果你不吃這邊列出的食物，穆通醫師還有個好消息要告訴各位：他認為 77％的甲狀腺機能低下患者，其實不需要藥物治療。你可以靠吃含碘豐富的食物來增進甲狀腺的健康狀態，例如：海帶、鱈魚或黑線鱈魚等魚類，還有海菜等等。天然的海藻其實就是最棒的甲狀腺機能低下的治療良方，除非你本身已經在服用生化碘劑，或是其他類似成分的藥品。基本上，先嘗試含碘飲食一陣子，再作體溫測量，看看結果是否有所改善，然後再去看醫生。

◎副甲狀腺

人類的副甲狀腺有四個，大約像黃色的火柴頭大小，長在甲狀腺上下兩方各一個。首次發現副甲狀腺是在 1925 年，醫學系的學生被老師教導要把它跟嗚咽（moans）、呻吟（groans）、結石（stones）等人體反應作聯想。其角色是製造提高血中鈣質濃度的副甲狀腺素，若功能發揮不完全，就會感覺不舒服，睡不好而嗚咽哀號；進而讓你有罹患潰瘍和胰臟炎的可能，而將會開始疼痛呻吟；還有腎臟，也會因為血液鈣質濃度過高，容易生成結石。不過還好副甲狀腺機能低下的比率並不高。

●　別喝自來水

從現在開始，停止喝自來水。甲狀腺專家證明水中的氟化物，對目前流行的甲狀腺機能低下，要負大半的責任。氟化物會讓甲狀腺分泌失調，這是已經被證明的事實。

◎胸腺

胸腺的位置主要是在胸骨，部分在胸廓，還有一部分在頸部。胸腺是個淋巴器官，兼有內分泌的功能，主要是要產生T淋巴細胞及分泌胸腺素，參與細胞免疫功能。問題是胸腺一般在青春期達到最大，

> ### 健康你的胸腺
>
> 一個禮拜刺激一次心臟：去遊樂場、衝下滑水道、嘗試高空彈跳、去溜直排輪、去滑雪，嘗試任何可以讓你的胸腺激素激增一下的運動。你的心臟會感謝你的！

成年後便開始萎縮；而中年過後多半被脂肪所取代。大部分老化疾病都是因為內分泌大幅衰落所致，所以終究還是要強化這些腺體來換取健康的體魄。讓內分泌系統退化的元兇，最主要的就是這下面兩項：

1. **糖**：近期有個實驗證明，給年輕人一大杯含 60 克糖份以上的可樂，不消45分鐘，他們負責打倒發炎、老化問題的免疫細胞，馬上死了一半！

2. **壓力**：任何涉足精神官能症領域（研究心理和神經、免疫系統相關學術）的人，都不得不承認，壓力是造成免疫系統減弱的最大原因。不過有個消息會讓你更吃驚，雖說長期的壓力會讓免疫細胞衰竭，但偶一為之的腎上腺素激發，可是會很快的增加我們的免疫T淋巴細胞！事實上有學說這麼寫道：如果每個人一週跳一次降落傘，癌症可能會因此絕跡。對我來說，這麼刺激的活動一輩子只要玩一次就夠了，我相信還有其他更多好玩的活動，是可以和孩子或孫子們一起玩的，同時也可以讓你的身心舒暢。

◎腎上腺

我們有兩條腎上腺就位於腎臟之上，對於抗老回春這個主題而言非常的重要。特別是在更年期過後，必須要確保腎上腺素的表現不出

任何問題，因為腎上腺還有其他的任務要做。當更年期過後，雌激素不再製造，這時腎上腺會取而代之，幫助荷爾蒙的生成，讓更年期徵兆不再困擾我們。

　　腎上腺是位於人體腎臟上方的小腺體，外面稱皮質，裡面為髓質，左右各一個，可分泌多種賀爾蒙。腎上腺皮醇是由腎上腺皮質所分泌的一種賀爾蒙，可以影響身體所有組織器官，是身體中極重要的賀爾蒙。在緊急狀況下會上升、提供超人一般的力量，問題是我們常常讓腎上腺負荷過重——吃重鹹、多糖、酒精、咖啡和讓人喘不過氣的壓力。

　　在正常狀況下，腎上腺會針對身體所需，精確地分泌適量的腎上腺皮醇。這種生理控制機轉是需要腦部的下視丘、腦下垂體和腎上腺的緊密合作。這種調節機轉稱為「回饋控制」，如果下視丘、腦下垂體或腎上腺出了問題，使得腎上腺皮醇的分泌量增加，便會發生問題。只是當我們年過七十歲，無論是否做到飲食控制，皮醇的分泌量都會激增，殺死腦細胞、減弱免疫系統、讓肌肉組織縮水、肌膚老化等等。同時也會讓血糖上升、胰島素也會增加，最後導致老化變快，脂肪生成並累積在身體裡。

　　如果以上情況還不夠糟糕，那麼，在三十歲到六十歲之間，珍貴的青春激素——類固醇激素 DHEA 也會銳減。類固醇激素 DHEA 是荷爾蒙之母，負責調節包括雌激素在內的五十多種荷爾蒙的分泌。當我們四十歲時，分泌量只有三十歲時的一半；六十五歲時更是降到只剩下百分之五。類固醇激素 DHEA 的增加便能有效減少脂肪的累積情況、讓皮膚變得緊實、強化免疫能力、增強性慾、強化骨骼等等。只是在英國，除非你向抗老化專科的醫生做專業諮詢，否則幾乎買不到類固醇激素 DHEA 的補充劑。

　　我倒是可以分享兩個免費又天然的類固醇激素 DHEA 的補充劑：其一是冥想。年過四十五歲的打坐冥想者，可以增加類固醇激素

DHEA 生成的比率高達 47％，完全不必另外進行節食、運動、戒酒等。關於冥想的方式在後面章節中都會有介紹。

另一個辦法是尿療法。是的！你沒看錯，就是喝一點你自己的尿。我想 99％ 的人會毫不考慮的跳過這部分；但是如果你沒被嚇到的話，這其實很值得親身體驗一下。在你的尿液中可以發現大量的類固醇激素 DHEA，還有可以殺死自由基的尿酸；尿療法的實踐者聽說不少，其中更有許多身材苗條、膚質緊緻的名人，這些人看起來都和那些和他們同年齡的人更年輕有勁。不過前提是，這尿液的成分可得不含咖啡因、尼古丁、酒精和魚肉等等成分。

如果你是一個素食主義者，一天喝兩公升的水，排出的尿液無色無味，這樣的品質應該是可堪使用的狀態。我可要說清楚一件事，有不少保養品的成分還含有牛或馬的尿液，而剛剛還對尿療法嗤之以鼻的人，可都是早晚將這些合成物開開心心的抹在臉上的愛用者。我自己也曾經試過尿療法一陣子，只是因為實在戒不掉咖啡而沒有辦法持續下去。

說到腎上腺機能不振，其實和甲狀腺機能低下有著密切的關聯，專家多半會先處理腎上腺的問題。在書後中有介紹更多保養腎上腺的食物，在這之前先看看自己的腎上腺素是否一切正常。

腎上腺機能低下的徵兆

· 一直疲憊不堪
· 慢性疲乏
· 下背部和腰部痠痛
· 運動持久耐力差
· 耳鳴

· 嗜重鹹
· 黑眼圈
· 體毛脫落
· 皮膚黯沉乾燥

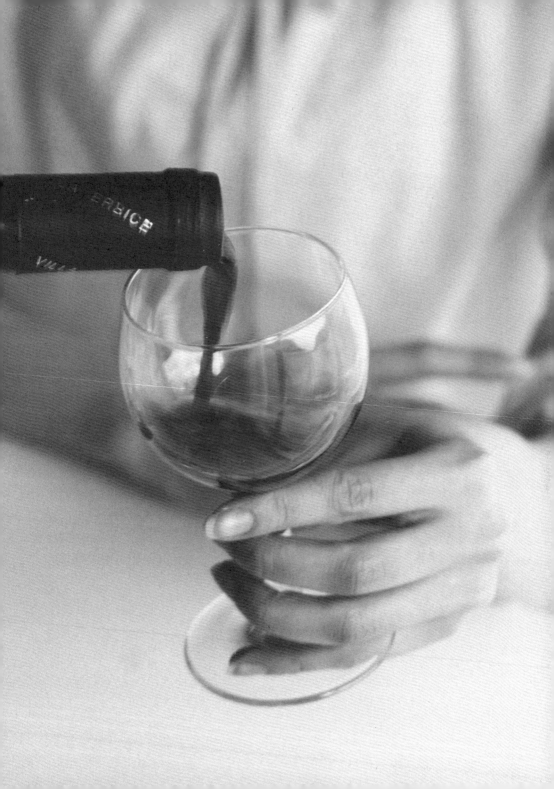

一般說來，唾液和體溫的測試會比抽血來的更加準確。所以在看醫生之前最好自己先在家自我檢查一下，剩下來的就是調整飲食和生活習慣：不吃過多的鹽、糖、酒精、咖啡，並且有效的減輕自己的生活壓力，自然而然你就會有健康的腎上腺了。

◎胰腺

　　胰腺橫臥於腹後壁，是體內一個非常重要的分泌器官，為一長條十二到十五公分的腺體。所分泌的胰液在食物的刺激下，由胰管輸入十二指腸參與食物的消化過程。除此之外，胰臟還會製造調整血糖濃度的胰島素和胰高血糖素（glucagon）。

　　舉例來說，當你吃了一顆糖果或者是碳水化合物（像烤馬鈴薯之類的食物），你的胰島素會開始分泌來控制突然攀高的血糖；半小時過後，你會很想再吃點什麼讓血糖再度上升，所以血糖就會像雲霄飛車一樣高來低去。壓力大、忙到忘記進食、尼古丁、咖啡因等都是造成血糖不穩的元兇。每當我們多喝了一杯咖啡或者是多吃兩塊巧克力，我們的血糖就會開始飆新高，而血液中胰島素的濃度也會因此隨之增減，進而產生頭痛、情緒不穩定、過敏、體力透支、四肢冰冷等現象。因為要求分泌胰島素的指令太過頻繁，長久下來累壞了胰臟，

胰島素分泌不穩定的徵兆

· 不定期需要吃點甜食　　　　　　· 下午茶時間一定要吃巧克力

· 有煙癮　　　　　　　　　　　　· 晚餐吃的很多

· 有暴飲暴食的傾向　　　　　　　· 每晚都飲酒

· 狼吞虎嚥　　　　　　　　　　　· 沒有香蕉、麵包、馬鈴薯就食不下嚥

· 早上一定要喝咖啡　　　　　　　· 畏光或見光死

就會容易造成胰島素的分泌不穩定、慢性胰臟機能低下等症狀，結局當然就是罹患糖尿病和心臟病了。

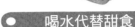

喝水代替甜食

如果你又到非吃一塊巧克力不可的午茶時間，改喝一品脫的水；沒有比這個更能迅速地均衡你的血糖了。

二十一世紀的新飲食充滿了糖份、刺激物以及精緻的碳水化合物，理所當然會讓現代人得病：肥胖、胰島素不穩定、後天性糖尿病等種種症狀接踵而至；屬於嬰兒潮這個時期的成人，胃口大都被養壞了，已經變成了澱粉和糖類食物的老饕，所以我們的健康很容易出現問題，實在是怨不得別人。

當你發現自己有糖尿病的前兆，請務必注意遵守 GI 飲食法（在第六章中會有詳細說明）。例如看似健康營養的食物，例如：馬鈴薯泥，其實升糖指數極高，它讓血糖快速上升的速度跟吃糖果和巧克力沒什麼兩樣。但穀類如糙米能讓血糖緩慢上升，人體的耐力精力可以維持得較久。換個適合自己的飲食方法，徹底把血糖不穩定的情況變成歷史吧！

◎卵巢

終於講到這讓女人一生牽腸掛肚的兩條腺體：卵巢負責分泌雌激素和黃體素，為女人的生殖天賦進行準備，當然還牽涉經期、情緒不穩、青春痘、更年期等等問題。

第一次荷爾蒙波動導致更年期症狀的時間，大約是在三十歲的時候，但也有人會出現在四十歲出頭的年紀（它將持續十到十五年之久）。這一段期間我們的雌激素分泌量會開始減少；五十歲之後，雌激素和黃體素便會全部都大量減少，最後是經期停止，而你幾乎要到經期停止後六個月，才會發覺自己已經到了更年期。

然而有不少女人終其一生，在經期的問題上都有荷爾蒙失調的問題，下面的列表讓身為女人的你一起來看看自己身體的變化。至於任何一種激素不足的問題，都請先閱讀第三章的內容，我相信在直接就醫之前，都一定會有更好的方法，可以自己先嘗試去改善自己的身體狀況。

黃體素缺乏的徵兆

· 經前症候群（PMT）
· 水份滯留
· 盜汗
· 骨質疏鬆
· 子宮肌瘤
· 經血量大且經期長

本書既然已經鎖定為是嬰兒潮出生前後的讀者，所以對於像經前症候群（PMT）、頭痛、胸痛等月經前後的身體情況，並沒有給讀者直接的建議，但在第三章中提到的多吃含有 Omega-3 成分的魚類，會對上述的症狀有些幫助。當然還有其他更多的建議，是給在經期中、經期前後、甚至於停經時期的讀者一起分享。

我必須說明的是：以上現象也有可能是其他病因所造成的，所以一定要去看醫生以獲得正確的診療。雌激素不足時，皮膚會缺乏彈性，唇邊的皺紋會變多或者加深，還會有心悸、睡不安穩、性冷感、陰道乾澀等等現象。前更年期常由經期的長短、出血量由多變少等來定義；這可能發生在三十五歲或者是四十五歲時。我知道我的更年期快到了，是當我的雙頰開始長斑，臉上長滿雀斑的症狀中逐漸得知的，那可是我生平第一次的經驗。

更年期初期的徵兆有：經期不規律、長青春痘、體重增加、熱潮紅、易怒、憂鬱不安、記憶力減退等。像這樣雌激素和黃體素全部都停止分泌，對女人的一生來說，是再正常不過的事。在英國，女人到達更年期的平均年齡是五十歲，而且有許多徵兆是可以藉由改善飲

食、調整作息來避開的。

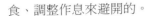

別忘記當你已經到達前更年期時，腎上腺其實可以取代 75％ 的雌激素；所以腎上腺比起其他無導管分泌腺，更需要細心的照顧。像是加滿高辛烷的燃油，馬力全開，讓你順利度過更年期。不幸的是，有部分女性她們的更年期症候群

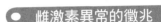

雌激素異常的徵兆

· 體重增加
· 水份滯留
· 胸部脹痛
· 經前症候群（PMT）
· 經血量大、經期長
· 子宮肌瘤

比別人來得難受；遇到這種情況的姐妹們必須循正統醫療模式，接受必要的藥物治療，只求能順利平安的讓自己度過這段難熬的時期。

在英國只有不到一成的更年期婦女，情況嚴重到需要接受荷爾蒙補充療法（Hormone Replacement Therapy, HRT）的治療。她們必須服用自馬尿取出的合成激素，欺騙自己身體停經期尚未到來；這個藥劑有點類似避孕藥，就像是欺騙身體自己已經懷孕了一樣。困擾的是一旦停止服藥，更年期的徵兆反而會更強烈的重新出現，讓你更加吃不消。我聽過這樣的比喻說：荷爾蒙補充療法 HRT 就像開壓路機去碾破堅果那般，小題大作。除非已經無計可施，我寧可選擇眾多的自然療法，也不願意去嘗試荷爾蒙補充療法。

書中列舉了許多食物可以代替有副作用的藥物，多吃含植物雌激素（phytoestrogen）的食物，是最安全且簡便的方法。植物的化學成分與人體雌激素的接收細胞可以有效連結，並且模仿激素的功能。但是如果妳有乳癌家族病史，或是正在接受荷爾蒙補充療法 HRT，在諮詢過專業醫生前，不要嘗試任何草藥配方。接著我們來看看，該怎麼應付這些荷爾蒙失調所帶來的不適症候。

57

◎熱潮紅

熱潮紅是因荷爾蒙失調引起血糖不穩定所造成的症狀。不吃糖並且一天喝兩公升的水，戒煙、戒酒精和咖啡，就能有效改善。菸、酒和咖啡都會加重熱潮紅的情況，而加工食品和辣味

易患重症的女性族群

· 過瘦　　　· 子宮切除
· 做過化療　· 放射線治療
· 癮君子

食物也是熱潮紅的觸媒。若能確定嚴格遵守第八章中保養腸道的各項方法：讓毒素不生成殘留。那麼，我保證更年期的症狀絕不會再惡化。

◎性冷感

只要仔細看一下第三章中的表列介紹，你就會知道有哪些含天然雌激素的食物，能夠幫助你脫離這個症狀。

◎壓力和心情低落

雌激素分泌不足、鎂和維他命B攝取量不夠，都會讓我們變得易怒和情緒失控。而天然食物中輕易就可以找到這幾種含量的食材。

若你常常感到憂心忡忡，天然藥草中的貫葉連翹（St. John's Wort，屬藤黃科，金絲桃屬，因此也有人稱其為金絲桃。）和檸檬香蜂草（Lemon balm）對於輕度到中度的憂鬱症，都有很好的治療效果。但最安全的選擇就是枸杞子，請多吃些天然食品，來代替人工營養補充品吧。另外規律的運動也能幫助身體分泌會使人快樂的激素——腦內啡。腦內啡也能有效的讓你脫離壓力和心情低落的不適感。

◎骨質疏鬆

根據醫學研究結果顯示，更年期時的骨質疏鬆不僅僅是雌激素分泌不足所導致，骨質疏鬆症的產生與青少年時期骨頭生成時營養不良

也有關聯。所以，現在二十歲的年輕人骨質密度和比他們老三十歲的中年人一樣，應該不足為奇吧。二十歲的年輕人的飲食充斥著氣泡飲料，無論你喝的是低卡或低糖飲料，其中都充滿了會引出骨骼中鈣質的磷酸，讓你的骨質嚴重流失。

● 天然的雌激素HRT療法 ●

一天一茶匙亞麻籽會讓更年期對你的影響降至最低。含量最多的天然植物雌激素，就是在這一粒粒金黃籽仁裡，吃下一茶匙的亞麻籽，等於接受了最好的天然雌激素 HRT 療法。

瘦削、高蛋白、重口味飲食的女性，容易有骨質疏鬆的傾向。慢慢地我們會談到能儲存骨本和加速老化的飲食習慣與食物，你會開始想著減少吃紅肉、鹽、香煙、甜味飲料、酒精等好吃的東西，相對的增加一些運動的時間，讓自己的骨骼更健康。

荷爾蒙補充療法 HRT 能讓你不致於發生骨質疏鬆的現象，只不過是停止服用合成激素之後，反而讓鈣質流失得更快。做點飲食改變和作息調整，無疑是更長久、安全的辦法。

你可能會懷疑，既然講到骨頭怎麼沒提到鈣質，在此我要提醒大家，鈣質雖然對骨骼強壯非常重要，但相對的鎂也必須受到相對的重視，缺乏後者，鈣質便無法有效的被吸收利用，因此我不想單單提出鈣質的流失，而讓大家忽略了鎂的重要性。

◎疲憊

營養不足、大量經血的流失都可能讓你疲憊不堪，若是加上夜間盜汗、失眠、焦躁和腹瀉等等症狀，就會讓情況變更糟。良好的睡眠與充足的休息必不可少。

◎疼痛

其實服用人工合成的尿酸和低分泌量的雌激素，都會讓女人關節

疼痛。抗老飲食法強調的就是要徹底戒掉酸性飲食，選擇讓身體轉換成偏鹼的飲食法。關節疼痛的問題可以多喝蕁麻葉茶（Nettle Tea），有助於釋出關節裡的尿酸，讓疼痛的症狀減輕。

◎膀胱出現問題

關於膀胱的問題，我們在第十章中會再仔細的討論，只是你或許會想問：為什麼女人過了更年期就會變成梨型身材？其中最重要的原因，當然是因為雌激素的分泌不足所致。其實雌激素不足也會使得我們的膀胱內壁變薄，多少會影響到小便失禁或頻尿的症狀。要訓練有力的膀胱，就必須要迴避咖啡、氣泡式飲料、酒精、糖和果汁的誘惑。

◎皮膚和指甲脆弱

雌激素不足除了會讓頭髮變得稀薄，鈣質吸收情況不佳（通常是鎂的攝取不足所引起的）外，還會讓指甲脆化、皮膚失去彈性。

◎陰道乾澀

雌激素不足加上本質脂肪和維他命E吸收不夠，是造成陰道乾澀的主因。此時，不要用市售的一般香皂清洗私密部位，而是要改用特殊的洗劑來清潔和保養自己的私部。除此之外，藥房販賣的陰道潤滑劑，也會對陰道乾澀的症狀有些幫助。

現在，我們已經完成了這趟完整的內分泌系統之旅，所有的內外激素都是保持你生活節奏正常，不可或缺的幫手，或許有些部分不是運作的那麼理想，但總是能夠利用飲食的調整，或者借助運動量的增加來改善。如果你想知道更多如何維護內分泌系統的績效，在後面的章節中，有許多針對這些腺體的「回春方法」可供參考。我相信你現在已經清楚地理解，要有節制的攝取部分食物和飲料，才能確保激素在生成時不被干擾。現在就讓我們繼續閱讀下一章，了解該將那些食物納入我們的日常菜單吧！

今天吃蔬菜了嗎？
蔬菜富含抵抗病毒和增進免疫系統的維他命和礦物質。

水果是大自然最珍貴的寶物，

自然健康又多汁，而且有助於對抗老化。

抗老魚類、健康肉食
油脂豐富的魚類含有品質優良的動物性蛋白質。

選擇適當的肉類食用，

對皮膚和心臟、關節、大腦都有所助益。

第三章
抗老食物總動員

豐富的蛋白質
蛋的蛋白質含量最豐富。

豆類營養價值高且熱量低，可說是素食者的肉類。

而含豐富營養成分和少量飽和脂肪的各式各樣乳製品，

更適合素食者和熱愛乳酪的人。

特選五穀雜糧
發芽後的穀類會轉變成為鹼性，能提供大量的纖維質和維他命。

堅果則是大自然的優良抗氧化與抗老化的產物。

種籽則儲存了豐富的本質脂肪。

菌菇、香草、海菜
養生真菌以香菇為首，含有多種優質營養。

香草富含抗氧化物，及幫助人體排毒保健的多酚類。

海菜則是所有抗老延壽食物中礦物質含量最豐富的食材。

我們如果想要壽命延長，同時仍舊保持容貌與外觀年輕、身強體健，最不可或缺的條件，就是擁有青春活力的正常細胞。使我們外觀出現老化的原因，是自由基和毒素在人體中不斷地累積所致，導致細胞的糖化與氧化。游離的自由基傷害正常的細胞、戕害基因，使細胞鏽蝕而退化。然而假使我們吃下足夠的抗氧化食物，還有等量的養生食物，便能和這些造成氧化的力量相抗衡。

以下列出一些對守護我們青春功不可沒的抗老勇士，以及對我們身體功能有益之處：

抗老元素	功能
類胡蘿蔔素（CAROTENOIDS）	減緩老化過程，預防癌症。
類黃酮（FLAVONOIDS）	功能比維他命 C 強大二十倍；比維他命 E 強五十倍。有效增進免疫力，還可以對皮膚有益。
維他命 A 與 β 胡蘿蔔素（VITAMIN A and β-CAROTENE）	保健視力、使肌膚柔軟有彈性、膚質緊緻。
維他命 C（VITAMIN C）	是非常重要的抗老元素，可預防傷風感冒、預防皮膚氧化並有保護大腦、眼睛的作用。
維他命 E（VITAMIN E）	修護受損皮膚，保護皮膚細胞不受自由基的氧化傷害。
維他命 D（VITAMIN D）	幫助骨骼吸收利用鈣質。
醣質營養素（GLYCONUTRIENTS）	可喚醒人體的免疫系統，即使人體處於昏迷不醒、沒有知覺的狀態，也一樣有用。雖然並非是抗氧化物，不過可以整合人體機能幫助延年益壽。
維他命 B 群（B VITAMINS）	重要抗氧化營養成分。人體要正常運作，不能沒有完整的 B 群，重要性有如神經系統運作點火的火星塞。

抗老元素	功能
礦物質（MINERALS）	鉀、鎂、鈣、鈉等礦物質，對細胞健康是不可或缺的；體內礦物質不平衡，會讓細胞承受壓力、使人加速老化。現代人的飲食方式存在一個隱憂；就是攝取過多的鈉和鈣，但普缺乏鉀和鎂；這表示一般人的電解質平衡有問題，一旦最基本的健康都有問題，更罔論什麼抗老化。95%的人嚴重缺乏鉀；75%的人嚴重缺乏鎂。以上四種礦物質都均衡攝取，我們的心臟、骨骼和荷爾蒙才能健康運作。
矽與硫（SILICA and SULPHUR）	幫助膠原細胞再生，防止皮膚鬆弛和皺紋產生。
鋅與硒（ZINC and SELENIUM）	強化免疫系統。也是組成超氧歧化酶（suproxide dismutase, SOD）和谷胱甘鈦（Glutathione）的要素之一；這兩個幾乎無法讀出的字，是保護我們人體不受毒素和自由基傷害的重要成分。
碘（IODINE）	支援甲狀腺和人體新陳代謝運作無慮的重要營養成分。
鉻（CHROMIUM）	幫助血糖穩定。
鐵（IRON）	製造健康的血液細胞並在身體異常時能保護基因。
纖維素（FIBRE）	沒有纖維素便無法正常消化，肌膚也隨之老化。
本質脂肪（ESSENTIAL FATS）	以 Omega-3 和 Omega-6 的形式存在。在我們的日常飲食中其實已經多少有攝取 Omega-6，但是除非你一週吃四次富含油脂的魚類，大部分的人都還是缺乏 Omega-3 的多元不飽和脂肪酸。我們人體對這種養分的需求甚大，每個細胞都需要、用以來增進器官功能，尤其是大腦、心臟、皮膚、關節等，可減少發炎狀況、增進消化、促進新陳代謝、減少沮喪、製造荷爾蒙。

　　我總是建議各位：無論在何處，盡可能購買新鮮又純淨的蔬菜、水果，將有機栽植的產品放進你的購物籃之前，記得一定要先看一下標籤，特別要留意產地和製造日期。最好吃離你的居住地不遠的農家所售出的商品，也最好吃當季的應時作物。我完全不能理解吃那些遠自紐西蘭運送來的有機蘋果、或是西班牙的草莓之類的事情，究竟對身體健康有何助益。這些在運送途中三、四天就會腐壞的產品，其實在你我周邊就有不少在地生產的食物可供替換。花越長的路線運送的蔬果，吃下肚子時所能吸收的營養成分也就越少。不管打成果汁或者燉煮，永遠要選擇新鮮、不含化學農藥殘留的產品，以避免造成，辛苦打一杯非有機的胡蘿蔔汁，一併喝下的卻是濃縮的礦物質和維他命，還有百分百的化學農藥殘留物。

　　為了你的健康和長久的荷包著想，有個折衷辦法是：越來越多人倚靠的自營農家宅配生鮮蔬果，選擇以離住家 30 公里之內為首選，向最為靠近的自營農家訂購這些有機蔬果。就算這些農家身處在城市當中，你也可以吃到合於水土的新鮮產品；再說去掉中盤商的剝削，你還是可以買到價格合理的東西。（編按：有機蔬菜認證，目前尚無標準檢測流程，消費者無法分辨是否為有機的情形之下，減少食品添加物，可視為實踐健康飲食的第一步。）

今天吃蔬菜了嗎？

　　蔬菜的字眼來自拉丁文的字義：生存並賦予生命。這也是為什麼我們要大量吃蔬菜的原因。

　　蔬菜富含抵抗病毒和增進免疫系統的維他命和礦物質，像維他命A、C、葉酸、β－胡蘿蔔素、硒等。蔬果所含的養分越多，外觀呈現的色澤就越翠綠。十字花科蔬菜（Cruciferous Vegetables），諸如：綠色花椰菜、白菜、芥藍、芥末、辣木（Horseradish）、白色花椰菜等等，都已經被證實含有抗癌成分 A1TC（ally1-isothiocyanate），和

幫助強化肝臟排毒功能的硫化葡萄糖（glucosinolate）。但是，假使你本身罹患甲狀腺機能低下症，就不該大量食用這些蔬菜。好好讓醫生診斷一下，要吃進多少的蔬菜數量，才會導致嚴重的代謝緩慢問題。根據專家學者的說法，瑞典蕪菁（swede）和油菜，也可能有干擾甲狀腺分泌的成分在內，不能不謹慎。

對於所有的芽菜，我們在此來個總覽。我對各式各樣的芽菜一向十分討厭，特別是苜蓿芽這類的芽菜。不過最近卻開始慢慢愛上了它們，在製作生菜沙拉時也會盡量多少加上一點。因為芽菜豐富的營養和易於消化吸收的特性，都是抗老飲食的優質首選。苜蓿芽的蛋白質含量高於豆類，它含有鈣、磷、鐵、鈉、鉀、鎂等礦物質及維他命 A、B_1、B_2、B_6、B_{12}、C、E、K 和多種氨基酸及酵素。營養豐富而且熱量極低、清爽可口、易於消化，我們在吃下這些芽菜的同時，也吃下那些密密麻麻的生機，如果你想要獲得年輕、新生的細胞，那就乖乖的多吃些芽菜吧！

蔬菜屬於低脂食物，其中八成是水份，含有均衡的碳水化合物和蛋白質、四倍以上的鉀、鎂和鈣、鈉，以及對腸道有益的大量纖維素，可確保細胞健康，因此我特別建議大家要多吃些養生蔬菜。

本章節最後，有張抗老化的蔬菜清單，可供各位參考，並將它們列入日常飲食的菜單裡。我的推薦品包括有：水芹、菠菜，番茄、青椒、酪梨等都也算是蔬菜的一種，這些蔬菜類的食物，在貨架上都可以輕易找到。（編按：在此，酪梨為英國當地的分類，在台灣多半被分類為水果。）

◎吃水果給你水噹噹

此外，水果可以算是大自然中最珍貴的寶物，自然、健康、多汁，而且跟人類一樣都是由水份所組成。水果為了繁衍下一代，很聰明的將種籽包裹在果肉當中，以便被吃食者食用之後，藉由消化系統

排出體外，然後讓種籽得以繼續生長茁壯，這樣巧妙的設計，也使得水果本身的營養成分更加完備。

所有的水果都有助於抗老化的功能，對人體的好處實在是說也說不盡：水果中含有七到九成的水份，四到五成半的健康糖份，不但具有低脂肪、高纖維素的特性，還富含抗老化的維他命 A、C、B、E 等，以及豐富的鈣、鉀、鎂等礦物質，可以當成許多動物們賴以為生的食物。這諸多的好處，聰明的你一定要多吃水果。

當然，有部分水果不容易消化，或者容易造成過敏、血糖不穩定等擾人的問題，所以不要過量食用，一天頂多吃五份的水果已經足夠。而水果乾則是維他命和礦物質的絕佳來源，但是通常糖份也會高得離譜；吃太多會讓體重急速飆高，造成蛀牙、腹瀉和胃脹氣等問題。因此建議你要吃水果乾，必須有節制的吃，一天吃個兩、三片就夠了，而且盡可能地購買有機水果乾，才是聰明的選擇。

抗老魚類

根據抗老專家的說法，如果要有緊實且富彈性的臉蛋與身體，必須經常補充品質優良的動物性蛋白質，而油脂豐富的魚類就是首選。蛋白質中含有細胞修護不可缺少的氨基酸，因此，建議大家天天吃魚。

儘管「國際純素協會」（Vegan Society）或「全生飲食協會」（Raw Foodist Society）可能會持完全不同的意見，但是各位可以多參考各方的意見再來作決定。至少我們不能否認，缺乏動物或是魚肉蛋白質，我們的老化速度可能會更快。

皮膚科醫生尼可拉斯・皮瑞貢（Nicholas

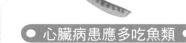

心臟病患應多吃魚類

心臟病患一週吃三次油脂豐富的魚類，可使復發的機率減半。

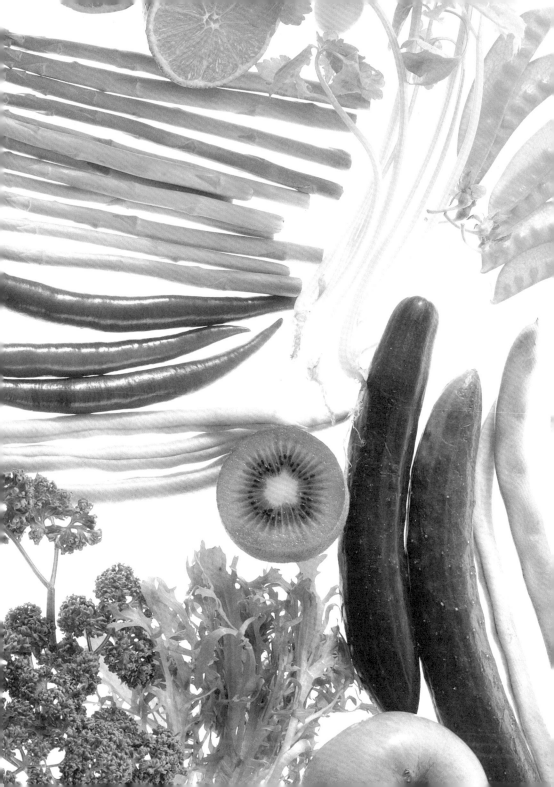

Perricone）博士表示，當病患開始食用豐富優質蛋白質的魚類，例如：鮭魚，一天五份左右，他們的皮膚很快能獲得拉提和緊縮的效果。魚肉蛋白質毫無疑問要比紅肉來的容易消化，而且所富含的營養成分也更充足。

如果你無論如何都不能接受魚的腥味，那麼一天食用兩顆一千毫克份量的魚油膠囊，一樣可以涵蓋部分的營養；而素食的朋友們也可以從種類繁多的植物種籽和堅果當中，找到含有 Omega-3 成分的營養可供食用。

魚油含有維他命 A 能保護眼睛、Omega-3 則可以健全心臟、關節和大腦，還有鋅（Zinc）可以增進免疫系統的運作。此外 DMAE 可以豐潤膚質，核苷酸（Nucleotides）可以幫助產生健康且無缺陷的基因。

如果有預算上的考量，最便宜且最好的油脂豐富魚類，是來自阿拉斯加海域的罐裝鮭魚——生長自地球最冷、最清澈的無毒水域中。罐裝沙丁魚和鮪魚也是不錯的選擇，連骨頭一起吃的話，其營養成分更多。

有殼的海鮮類也蘊含豐富的養分，像蛋白質、鋅、銅等營養素；不過相對來說，因為這些海底生物都有靠岸邊生長的習性，體內難免也會殘存污水的砷和汞等毒素，所以適量食用不要過度食用還是最大的重點。

健康的肉食

只要願意定量規律地進食，並且沒有消化或其他健康問題上的考量，肉食並不會完全被排除在養生飲食的菜單外。油脂豐富的魚肉對皮膚和心臟、關節、大腦等都有助益，而某些肉類一樣有這些豐富的營養。尤其在特定幾種肉類當中，被發現出的二胜肽物質（Carnosine），是最佳的油溶性自由基的清除者，可以撫平細紋和減緩老化肌膚的形

成，我們能在羔羊肉、家禽肉和部分野生動物的肉中找到。

　　換句話說，如果你每週只吃一頓肉，搭配兩份蔬菜；沒有疾病纏身，也不打算靠吃魚肉或牛肉來交換健康的關節，那麼你也可以調整成正常肉食和一天六份的蔬菜，並且從建議清單中選擇健康的肉類。重點是選擇在有機環境中，利用自由放養（free-range）的的方式、吃健康牧草長大、以高規格對待而長成的動物肉類。

　　野生動物的肉，其鐵質含量比其他肉類都還要高得多，對我們的肝臟好處很多。而雞肉和火雞肉所蘊含的脂肪比其他肉類都少，而且易於消化吸收。動物的內臟，例如：肝、腎中都含有豐富的維他命 B_5、B_{12}、DHA 和礦物質，還有 Omega-3 不飽和脂肪酸等等，對甲狀腺的幫助甚大。而羔羊肉是少數不會引起過敏的優質肉類，營養程度易於吸收，是其他紅肉所比不上的。這些肉類你都可以選擇購買、食用。

豐富的蛋白質

　　除了魚肉蔬果之外，蛋奶豆類也是飲食中不可或缺的。其中蛋的蛋白質含量最豐富，而豆類含有抗癌的複合物及天然的黃體素，營養高且熱量極低，堪稱是素食者的肉類；尤其黃豆中的大豆異黃酮，可有效改善更年期的症狀、降低乳癌及子宮頸癌的罹患率、降低心血管疾病以及抗氧化等多項功能。此外，豐富營養和少量飽和脂肪的各式乳製品更適合素食者和熱愛乳酪的人。

◎強力雞蛋

　　一顆蛋含有人體神經、肌肉等系統一日所需蛋白質養分的一半，可以算是單一來源的蛋白質提供量最豐富的食物。蛋的組成一大半是蛋白質，剩下的是脂肪，三分之二是不飽和脂肪酸。蛋裡面含豐富的卵磷脂，可以幫助降低膽固醇；單吃蛋白並不會讓你的膽固醇升高，只有在和飽和脂肪酸化合時才會，舉例來說：煎蛋三明治對你的動脈

可沒有半點好處！

雞蛋有種氨基酸成分，稱為 NAC（N-Acetyl-Cysteine），可以幫助我們肝臟排毒。除非你本身膽固醇過高，也被警告一週不要吃超過兩個蛋，要不然你大可以好好的吃蛋，只是不要油煎即可。無論是整顆水煮，打成漂浮蛋或炒碎蛋，雞蛋都是我們早餐的好伴侶，讓我們一整天的精力有了完整的補充來源。

◎營養豆類

不像麥子，我們吃豆類已有超過一萬年以上的歷史了。營養豐富的菜豆、豌豆、扁豆當中，含有抗癌的複合物，還有天然的黃體素。由於豆類食物的熱量低、營養成分高，因此被譽為是素食者的肉類食物。

吃豆子的好處很多：低熱量、高蛋白質、高纖維素、高抗癌複合物、高葉酸、鈣、鉀、鎂等礦物質的含量都非常豐富，尤其還能減少高半胱胺酸（Homocysteine），進而減低動脈硬化和罹患心血管疾病的機率，而它們含有的皂素還能降低膽固醇，和提升抗氧化的能力。

雖說豆子是豐富蛋白質的來源，但由於不含完整八種必須氨基酸，所以必須和穀類搭配食用，才能使食物的營養更加完整。譬如將鷹嘴豆、芝麻醬搭配糙米食用，或者是烤豆和土司麵包這樣的菜單組合，都是最佳搭配的例子。吃豆子比較討厭的是容易放屁，而泡過水或是煮熟罐裝的豆子，都能讓你省事又不必擔心會隨時「洩氣」。

黃豆的成分中有皂素（saponin）、氨基酸、礦物質和大豆異黃酮（isoflavone, 具有抗真菌、抗菌、抗氧化及干擾腫瘤細胞生長等功能）等等，根據臨床研究顯示，大豆異黃酮具有多重的健康益處，包括改善更年期症狀、改善更年期骨質疏鬆、降低乳癌及子宮頸癌的罹患率、降低心血管疾病以及抗氧化等多種功能。但是也有證據顯示，大量食用黃豆對得乳癌的機率增高有一定的威脅，因為這種天然植物性荷爾蒙和其他代謝物質，都會干擾內分泌的正常運作，甚至導致不

孕、內分泌不正常、幼童發育早熟等等後果。

是否將大豆列入你的抗老飲食，由你自己作主。你也可以嘗試發酵的大豆製品，例如：味噌、醬油或是天貝（Tempeh, 是白色餅狀由大豆經釀酵而成。原產於印尼，可用各種不同烹飪法而加以調理）。特別是味噌，含有一種特殊的生物鹼成分，可以幫助身體順利的排毒和排便。如果你對吃進太多植物性雌激素有所顧慮，也可以考慮多吃種籽類作為替代性食物。

◎乳製品

對眾多的素食者和熱愛乳酪的人而言，這一節毫無疑問講的正是該如何選擇乳酪和如何選擇的理由。我們的選擇必定是基於抗老養生的原則，豐富營養和少量飽和脂肪的各式乳製品，才是我們要的食物。

人生少了乳酪會有多麼乏味！我在本書中選的是比一般查德乳酪的脂肪還要低，但滋味濃郁可以滿足那些乳酪愛好者的食品。乳酪雖然美味且高鈣，但是過多的鹽分還是要在食用時酌量為宜，別擔心你有更多、更好的鈣質來源選擇。

使用一點起士粉或是刨絲加在沙拉等餐點裡的乳酪，都是味蕾的極佳享受。如果你是個肉食主義者，那麼持續吃乳酪會讓你吸收更完整的動物性蛋白質。

對於很多蔬果，我都會建議要購買有幾栽種的蔬果，但對於乳酪和優格，你倒不必那麼費心去找貼有有機飼養這樣的標籤，畢竟比起牛奶這種直接來自餵食荷爾蒙和注射抗生素等的牛隻來說，乳酪和優格的挑選要好得多。一般來說，乳酪和優格的飽和脂肪又低，對我們的心臟而言是非常健康的食物。

而杏仁牛奶對你和你的家人而言，則是健康飲品中的最佳選擇，不但香甜濃郁，而且鈣質豐富。九顆杏仁就可以達到一個成人一天所需的鈣質含量，而你在家裡輕輕鬆鬆就可以達到這樣的目標，你需要

自製杏仁牛奶

材料：

★ 一杯半的生杏仁，在水中浸泡一天

★ 四杯濾過水或泉水

★ 三到五顆棗子

做法：

將杏仁和水一起放入果汁機攪打三分鐘，如果你喜歡多點甜味可加入幾顆棗子，之後再充分拌勻液體，這樣你就做成一杯濃稠、不含人工甘味劑、乳製品和蔬菜油等的天然奶狀飲料。在冰箱冷藏可以儲存三到四天。

（編按：此處的杏仁指供食用的甜杏，而非藥用的苦杏，藥用的苦杏必須完全煮熟。）

的只是倒入水和加入杏仁而已。表格中就是教你如何在家裡自製好喝的杏仁牛奶，有空不妨試一試。

特選五穀雜糧

我們常吃的白米其實營養價值最低，胚牙米或糙米才保存了最完整的稻米營養。

發芽過後的穀類會轉變成為鹼性，可以提供大量的纖維和維他命。堅果則是大自然中最優良的抗老化產物，其中含有豐富的Omega-3、Omega-6、維他命 E、蛋白質、維生素和礦物質等等成分。種籽是抗老延壽不可少的食物，而植物則將大部分的本質脂肪儲存在種籽裡面，這也是存放能源最好的方式。

◎小麥

若你確定可以接受全麥類的飲食，那麼記得在你的菜單中加入粗麥片（bulgar wheat）和粗磨小麥粒（cracked wheat），當然還有全麥麵包和全麥麵條等等食物。但對大部分的人而言，全麥飲食真的是有點難以接受，在這邊我有其他更多的候補選擇食物，可以提供大家做為參考。除了兼顧口味及口感之外，還必須具備更容易消化、更多蛋白質和更多營養成分等等優點。最棒的無疑就是那些會發芽的穀類，因為發芽過後的穀類會轉變為鹼性，並且能夠提供大量的纖維和維他命。

黑麥是酸度最高的一種穀類，昆諾亞（Quinoa）則鹼性最強。昆諾亞是一種生長於安地斯山脈的高山植物，營養價值高且耐乾旱，長久以來是南美洲人重要的蛋白質來源，也是古代印加人的重要糧食，被譽為：「穀物之母」，昆諾亞這種食物具備高礦物質和多種維生素，但是澱粉含量卻很低。

在本章我所列出的穀類選購清單，大部分都是高蛋白質、營養豐富，也易於消化吸收的食物。和豆類搭配食用，會是蛋白質更加完整的一餐。

◎堅果與種籽

堅果的種類有三百多種，大部分都屬於生機食物，因為這些都是來自開花結果的植物種籽。這些大自然的優良抗老化產物，含有豐富的Omega-3 及 Omega-6、維他命 E、蛋白質、多種維生素和礦物質等等。

近年來的研究調查顯示：脂肪分解酵素（Lipase）算是最重要的酵素之一，它可以幫助脂肪分解而非儲存在人體內。這一種酵素在生機食物——如種籽和堅果類——的油脂當中都可以發現，特別是經過浸水之後，其酵素釋放得更為徹底。部分稍後提及的種籽都富含Omega-3 及 Omega-6，那是我們身體細胞運作時的必需物之一，包括

新陳代謝在內。換言之，如果要減輕體重，便不能沒有 Omega-3 與 Omega-6。

種籽一般來說都是不易消化的食物，所以浸水二到十二小時，會讓這種情況改善很多，研磨成粉也是個好辦法。這些種籽的珍貴油脂通常都易於酸化，所以記得要放在真空的容器或是放在冰箱、陰暗處保存。

花生算不上是真的堅果，其實花生是一種豆類。雖說花生中有極高的蛋白質成分，但本質酸性、不易消化，為了增加風味，通常都會添加許多鹽份，對身體健康毫無幫助。而花生醬中則加入了很多的氫化油、鹽和糖分等等，也根本算不上是一種健康的抹醬。試試看杏仁醬吧！杏仁醬完全天然，更營養也更具抗老化功能，而且和花生醬一樣好吃！腰果只含有難以消化的低級油脂，完全不應列入考慮當中。

講到抗老延壽，種籽當然是少不了的食物。植物將大部分的本質脂肪都儲存在種籽裡，因為這是存放能源最好的方式──能源是直接轉換自燦爛的陽光。所以這些具備蓬勃生機和陽光朝氣的種籽，正是我們想要健康長壽一定要吃的食物。

種籽含有高量的必需脂肪酸、植物性蛋白質、維他命和礦物質，還能保持血糖的穩定；而且吃法多變，可生食、炒熟、磨粉，甚至於發芽後再吃。亞麻籽（Flaxseeds 或linseeds），含有植物性雌激素，是熟知使用荷爾蒙補充療法 HRT 的更年期婦女的天然補品，自然植物的化學作用，會溫和降低荷爾蒙對人體的作用。浸水後再吃，這是我試過治療便秘最有效的食物。對於種籽，如果你只想買一種，那就要買亞麻籽。

所有種類的種籽泡水過夜之後，會因為酵素和脂肪酸被充分釋出而更容易消化。另外在許多超市或是健康食品店裡，都有販售可以讓你直接大快朵頤的綜合果仁。這些種籽含有讓你延年益壽和回春駐顏的油脂，不妨可以適量選擇食用。

菌菇、香草、海菜

　　養生真菌以香菇為首，含能抗癌及蕈菇多醣體等多種優質營養，可以產生免疫力。各式香草栽種容易，且富含抗氧化物，還有上千年來都用來幫助人體排毒保健的多酚類。海菜是所有我們用來抗老延壽的食物中，所含礦物質最充足的食物。

◎超級真菌

　　這邊講的養生真菌當然是以香菇為首，特別是日本生產的香菇，含有能抗癌，及抵銷氧化自然基的蕈菇多醣體（Beta-Glucan）等多種優質營養，可以讓人體產生抵禦病原體的免疫力。只是功效要花一點時間運作，從一個月到六週不等才能見效。部分蕈類的高藥效已經被日本人視為是正規藥材的一種，因為種種研究證明，多食用香菇之後，免疫系統的 T 細胞的確有顯著增加。

　　要購買有機栽種的香菇，不過記得要煮熟了吃，因為煮過的菇類口感和營養都會比生食來得好很多。烹調過的菇類，多種營養素會被釋放出來，易於被人體吸收。被晒乾的香菇比起新鮮的香菇更有營養，且濃縮後的口味更佳香醇，特別是如果這些新鮮菇類不是本地產的。

◎香草和辛香料

　　動物在身體不適的時候，會倚賴本能去尋覓能有治療功效的藥草來吃，而我們的祖先也習慣於仰賴藥草植物來治療病痛和烹調食物。感謝校園主廚傑米・奧利佛（Jamie Oliver, 探索頻道美食節目主持人），我

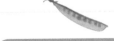

自製松茸茶

把你所選定的幾種乾燥菇類放在鍋子裡加水煮滾，用小火悶煮一會兒，直到菇類都被煮透爛熟為止。只喝下飽含氨基酸和維生素、礦物質的清湯。

們現在又有機會重新溫習一次這些草藥植物（或稱香草）。

無論你家是否有庭園，香草植物大多可以隨意栽種生長；超級市場裡也越來越容易買到新鮮又方便使用的香草。當我搬到公寓大樓時，第一件事就是從舊庭園中拿了許多盆香草植物，擱在現在的陽台上。現在我整年都有新鮮的香草，可以隨時加入餐點中，讓我的生活增加更多滋味和情趣。

香料對長壽這件事特別重要，因為香草當中富含多種抗氧化物，還有上千年來都用來幫助人體排毒保健的多酚類（Polyphenol）的特性，這多種營養素在迷迭香（rosemary）和薑黃（turmeric）中都可以發現。關於薑黃還有不少進一步的研究報告，以下我有另外的說明。

◎薑黃

薑黃屬於薑科多年生草本植物的乾燥根狀莖，常當作調味劑及著色料，用於咖哩粉及調製芥菜粉，為抗老化的藥草之首。薑黃本身的機能性相當廣泛，可以降低血膽固醇、抗病毒，有利於肝膽，還可以有效預防老年痴呆症。現在我們有更多的理由可以去點咖哩餐來吃，特別是沒空自己磨薑黃粉的人。

◎好鹽

雖說之前我對鹽的評價不高，但還是有不少種類的好鹽可食用，連那些痛恨超市商品的自然療法老師，也會推薦這些品質很好的鹽。鈉是平衡人體電解質的重要元素，還有想想精液細胞中含有99%的水和1%的鈉，因此鹽還是可食用的，只是要吃對種類。天然海鹽中的含鈉量低，所含來自海洋的天然均衡礦物質則非常的豐富，可使人體恢復活力。由於未經精製，所以通常是帶灰色還有點潮濕的狀態。營養醫學專家夏敏・達雅博士（Shamim Daya）說：「這樣的海鹽可放心食用，因為那是完全的天然產品，有豐富的礦物質和維生素。」

另外一種值得一試的鹽，是來自喜瑪拉雅高山的粉紅色結晶岩

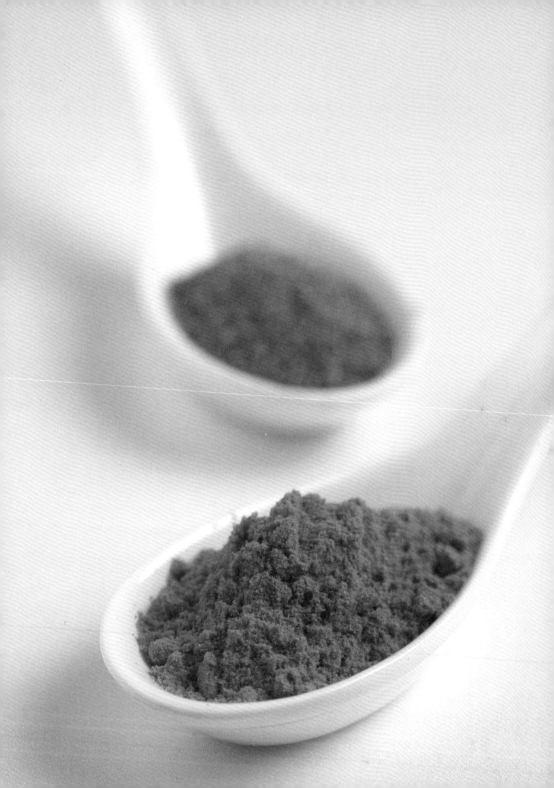

鹽，岩鹽中含有八種必須礦物質。由於岩鹽呈結晶形式，所以所有對人體有益的微量元素，都被鎖在鹽晶當中，可以以極小分子滲透細胞幫助代謝。其實還有更多無害的好鹽，但族繁不及備載，我能提出的大原則就是，未經精製的、未經漂白、顆粒組織不一的種類鹽，那就是最好的選擇。

◎不老的海菜

海菜是所有我們用來抗老延壽的食物中，所含礦物質最充足的食物。根據《健康的生機飲食》（*Living Food for Health*）一書的作者吉立恩・麥克斯（Gillian McKeith）的說法，海菜裡所含的十二種主要礦物元素，其質量在其他植物種類中是找不到的：包括鉀、鎂、鈣和鐵等。然而海菜中還包括豐富的氯、錳和碘，其中碘對於甲狀腺非常有益。

作者在書中解釋說，海菜的蛋白質比肉或魚類都更容易為人體所吸收，加上鹼性的海菜會幫助調節人體的酸鹼值，而酸性體質正是老化和病痛的頭號大敵。在岸邊生長的海藻吸收到七成的地球氧氣和充足的陽光，但種類眾多的藻類中，可食用的種類只有十餘種。無論是新鮮或乾燥的海菜，都很方便在網路或是有機商店中購買到，你也可以去海邊或是漁市直接選購。　但願你現在已經在每週的採購清單中加入不少抗老化的有機食物了，有幾樣不可少的，包括：最重要的油脂豐富的魚類，以及種籽、堅果裡的本質脂肪。如果你吃素或是對魚不感興趣，那也要聰明的使用植物裡——例如：堅果和種籽——的營養成分，讓自己在飲食中多少增加一些必須氨基酸。

海藻洋菜 CAKE

將新鮮天然洋菜洗淨，浸泡兩小時；在平底鍋裡加水悶煮三到四小時，直到洋菜溶解成膠質狀。倒出多餘的水和奶油打在一起，加入檸檬汁和柳丁汁各兩匙。以胡椒和鹽調味，在凝固硬化前加入一點燕麥，放在平盤裡成形。

各類抗老養生食材建議

◎蔬菜類（按英文字母順序排列）

苜蓿芽（Alfalfa sprouts）：所有抗老蔬菜第一名。

朝鮮薊（Artichoke）：排除毒素、清潔血液皮膚，可以幫助安定血糖。

蘆筍（Asparagus）：高蛋白質，天然利尿劑。

茄子（Aubergine）：所含的花青素是良好的抗氧化劑。

酪梨（Avocado）：我最喜歡的水果之一，營養豐富卻不會發胖，是最佳抗老水果之一。

豆芽菜（Bean sprouts）：有生命的蔬菜，充滿生機和能量。

甜菜根（Beetroot）：促進肝臟機能，增強膀胱和腸道的運作。

綠色花椰菜（Broccoli）：含幫助強化肝臟排毒功能的硫化葡萄糖。

甘藍菜（Brussels Sprouts）：促進排毒。

高麗菜（Cabbage）：幫助免疫系統運作正常。

紅蘿蔔（Carrots）：一根紅蘿蔔含有七種不同的抗癌物質，一日所需的β－胡蘿蔔素。含抗紫外線及幅射線功能的成分和護肝的營養，高維他命C與其他排毒成分等。

白色花椰菜（Cauliflower）：十字花科的一員，具有解毒的功能和高含量的維他命 C。

西洋芹（Celery）：高含量的天然鈉，是自然的利尿劑。

菊苣（Chicory）：強化肝臟機能。

玉米（Corn）：含有豐富的維他命 C。

密生西葫蘆瓜（Courgettes）：含葉酸、豐富的維他命 C、A 和鉀。

小黃瓜（Cucumber）：含利於頭髮和指甲生長的硫和矽。

蒲公英葉（Dandelion leaves）：富含抗老化的礦物質。

綠葉萵苣（Dark green lettuce）：含主要的養生維生素。

蒔蘿（Dill）：蒔蘿子常用於製作醃菜，是一種長壽食品。

苦苣（Endive）：含豐富的鉀和鐵等礦物質。

茴香（Fennel）：具有排除毒素、刺激活絡肝臟和消化系統；並含雌激素和類雌激素成分。

青豆（Green beans）：含維他命 K，是建全骨架和凝血不可缺少的要素。

芥藍菜（Kale）：含幫助強化肝臟排毒功能的硫化葡萄糖。

韭菜（Leeks）：含幫助強化肝臟排毒功能的硫化葡萄糖。

萵苣（Lettuce）：含提拉皮膚的矽。

香菇（Mushrooms）：請看「超級真菌」介紹，它無疑是抗老的超級食物。

冬菜（Mustard greens）：除了硫化葡萄糖，還有豐富維他命 A、C、E。

蕁麻（Nettles）：含高鐵質和其他維生素及礦物質。

橄欖（Olive）：含有豐富的維他命 E，是年輕肌膚的必須品。

洋蔥（Onion）：含幫助肝臟排毒功能的硫化葡萄糖，紅洋蔥是最好的抗氧化食物。

荷蘭芹（Parsley）：是高鐵質和腎上腺的補給品。

防風（Parsnips）：含豐富的 β－胡蘿蔔素，外觀越黃含量越多。

豆子（Peas）：含豐富的半乳糖，就像是自由基的清除者。

椒類（Peppers）：不吃未熟透的青椒，紅、黃、橘椒都是 β－胡蘿蔔素含量豐富的食物。

小蘿蔔（Radishes）是豐富維生素和抗癌的多醣體的最佳來源。

菠菜（Spinach）：含豐富的葉酸和鐵質。

大蔥（Spring onions）：含豐富的鉀、鈣和維他命 A。

南瓜（Squashes）：含豐富的維他命 A、C，和豐富的鉀。

瑞士甜菜（Swiss chard）：含豐富的鎂以及維他命 A、C、K。（編按：又稱唐萵苣）

蕃薯（Sweet potatoes）：含豐富 β－胡蘿蔔素，特別是深橘色的品種。

番茄（Tomatoes）：含豐富的類生物黃鹼素和乳糖等，是抗癌的最佳蔬菜。

水芹菜（Watercress）：含豐富的維他命 C 和幫助排毒的硫化葡萄糖，對腎上腺的好處非常多。

◎ 水果類（按英文字母順序排列）

蘋果（Apple）：「天天吃蘋果，醫生遠離我。」含豐富的鉀、硼和維他命 C。

杏桃（Apricot）：鉀質含量高，還有豐富的維他命 A。

香蕉（Bananas）：鉀質含量高，還有含豐富的維他命 B_6。

黑莓（Blackberries）：含大量類生物黃鹼素，還有含豐富的維他命 C。

黑醋栗（Blackcurrants）：含大量類生物黃鹼素，還有維他命 C 跟鈣質。

藍莓（Blueberries）：抗氧化成分超高，含有五十種以上的營養素。

櫻桃（Cherries）：含大量類生物黃鹼素。

椰子（Coconut）：是腎上腺素的好幫手。

小紅莓（Cranberries）：含有高含量的維他命 C 與高含量的酚。

葡萄柚（Grapefruit）：粉紅肉的葡萄柚，具有高含量維他命 C，多吃可避免頻尿問題，幫助肝臟解毒。

葡萄（Grapes）：含高鐵、高硒，是抗氧化與防老的聖品。

芭樂（Guavas）：擁有高含量的維他命 C。

奇異果（Kiwis）：來自遙遠的紐西蘭，不過維他命 C 超多，還有幫助消化的酵素。

檸檬（Lemons）：含大量維他命 C，還有讓體質維持鹼性的功能。

萊姆（Lime）：含豐富的維他命 C，還有讓體質維持鹼性的功能。

芒果（Mango）：內臟毒素的清道夫含大量對消化系統有益處的酵素。

香瓜（Melons）：含大量的鎂和維他命 A。

油桃（Nectarines）：有利尿、清理腸胃，易於消化等功能。

橘子（Oranges）：含豐富的維他命 C、硒等成分，可幫助肝臟排毒。

木瓜（Papaya）：可清理內臟毒素，含消化酵素、維他命 A、C 和鉀。

水蜜桃（Peaches）：是一種利尿、可清理腸胃的水果，易於消化。

梨（Pears）：是少數不易引起過敏的水果，有高含量的鉻和少量的硼。

鳳梨（Pineapple）：是內臟毒素的清道夫，富含有益消化系統的鳳梨酵素。

石榴（Pomegranates）：含豐富雌激素。

草莓（Strawberries）：有豐富的維他命 C，比橘子多很多。

柳丁（Tangerines）：含維他命 C 和鋅可幫助肝臟排毒。

西瓜（Watermelon）：是天然的利尿劑和清潔劑。

◎水果乾

杏桃乾（Apricots）：含鉀量極高。

藍莓乾（Blueberries）：豐富的抗氧化物。

小紅莓乾（Canberries）：豐富的抗氧化物。

無花果乾（Figs）：比任何水果所含的鈣質都多。

葡萄乾（Raisins）：鐵質和鉀的含量都很豐富。

◎鮮魚類

鮭魚（Salmon）

青花魚或稱鯖魚（Mackerel）

海產鮪魚（Albacore Tuna）

藍鰭鮪魚（Blue fin tuna）

沙丁魚（Sardines）

鯡魚（Herring）

鯷魚（Anchovies）

鱒魚（Trout）

大比目魚（Atlantic Halibut）

黃鰭鮪魚（Yellow fin tuna）

◎肉品類

雉、松雞、鹿、兔子、野豬、野牛等

雞、火雞等家禽

山羊肉、羔羊肉

◎乳製品

奶油（Butter）：羊油或牛油製的，都比人造奶油，例如乳瑪琳，來得健康自然。雖屬於飽和脂肪，但本質是自然產物，還是易於消化吸收。控制食用量是重點。

卡特基乳酪（Cottage Cheese）：是以脫脂牛奶製成的乳酪，維生素和礦物質含量不是那麼高，但在可接受的範圍內。

庫克乳酪（Quark Cheese）：熱量超低的一種乳酪，口味清淡但蛋白質含量豐富。

素食乳酪（Vegtarian Cheese）：用少量的牛奶製成，就算只有一點天然成分，也好過超級市場一天到晚都在特價的假乳酪片。

優格（Yogurt）：是高鈣食物，酵素在製程中幾乎都被分解了，所以比牛奶本身更容易消化吸收。要確認活菌數夠、無糖等條件再購買，這樣的優格吃了才能達到保健功效。

山羊乳酪（Goat's Cheese）：範圍廣泛，自軟到硬都可以選購，是乳糖不耐症患者的好伙伴。許多人發現改吃羊奶或羊奶乳酪後，他們原本消化不良和腹瀉等毛病都獲得很大的改善。

莫札瑞拉乳酪（Buffalo Mozzarella）：可以是一般牛奶或水牛奶製成的，既然講求養生和低熱量，當然是水牛奶製成的莫札瑞拉乳酪為首選囉！

非巴氏消毒法製作的乳酪（Unpasteurized cow's cheese）：易於消化、營養多元，特別是豐富的鈣質，比起加工過的乳酪更優質；巴氏加熱程序會殺掉不少益菌和養分。孕婦或是有特殊疾病的患者要特別注意。

羊奶（Goat's milk）：羊奶溫補，對老弱婦孺特別合適。

米漿（Rice milk）：仔細看盒裝背後的說明，許多廠牌都含有多元不飽和蔬菜油，可能會造成人體的本質脂肪不均衡，部分會含蔗糖等甜味劑，要必免選購。

◎穀類

會發芽的穀類（Sprouted grains）：穀類發芽和醱酵會產生麥芽糖，易消化的麥芽糖大都存於啤酒及含麥芽的早餐穀類食品中。一般對小麥會過敏的人，對這樣形式的麥粉大都可以接受。成分有高維他命 B、鉀、鎂、鐵、鋅、磷和硒等。

昆諾亞（Quinoa）：生長於安地斯山脈的高山植物，營養價值高且耐乾旱。被南美洲人食用以攝取蛋白質等要素，是古代印加人的重要糧食，被譽為「穀物之母」；含豐富的礦物質和維生素，澱粉含量低。

野莧（Amaranth）：與其說是穀類不如說是菜類；可以降低膽固醇，含有

豐富維他命 C、糖類、氨基酸、鉀鹽、有基酸等元素；不含麩質，比小麥多三倍纖維素和五倍鐵質，比牛奶多兩倍鈣質。含離氨酸（Lysine）和蛋氨酸（Methionine）這兩種在穀類不易發現的護肝氨基酸。熟食有九成可供人體消化吸收，對於排毒或慢性疾病復元都有相當功效。

小米（Millet）：是溫和、鹼性不含麩質黏性的穀類；含高鉀、鎂和鐵質等，但卻是低澱粉，易消化吸收，含九種必須氨基酸。

蕎麥（Buckwheat）：屬於蓼科一年期生作物，蕎麥含蛋白質 7~13%，高於白米和白麵；含脂肪 3%，共有九種脂肪酸。

米（Rice）：胚牙米或糙米都是保存了最完整的稻米營養，蛋白質、脂質、纖維及維生素 B_1 等含量均比白米高，胚芽米的特性則介於糙米與白米之間。稻穀中的油脂（胚芽油）可以保養內臟，纖維素除了能使通便順暢，調整腸道菌叢生態，也很容易讓人有飽足感。

大麥（Barley）：低麩質，高鉀、鎂和鐵質等。

斯佩爾特小麥（Spelt）：不會與小麥和燕麥搞混，是屬於另外一種穀類家族的種類；含麩質但易於消化吸收。做成麵包滋味可口，一樣容易消化；高纖維素和維他命 B，蛋白質含量比起其他穀類高一到兩成。

玉米（Corn or maize）：高礦物質和高維他命 A、C，事實上美洲人飲食的維他命 C 大部分來自新鮮玉米。對小麥過敏的人吃玉米大都沒問題。營養豐富的玉米粥（Polenta）是馬鈴薯和披薩最佳的替代品。

燕麥（Oats）：一天的開始來碗燕麥粥，對心臟健康和延長壽命有絕對的幫助。燕麥粥對穩定我們的血糖和給予一天的飽足感都是沒問題的。

黑麥（Rye）：麩質含量低，做成的麵包非常紮實沉重。高鉀、鎂和鐵質等，酸質高的穀類，轉換成醣類的速度非常緩慢。在市面上的麵包店很容易買到粗糙的黑麥麵包，營養價值高。

◎堅果類

胡桃（Walnut）：外觀有點像大腦，成分中含大量對人體大腦有益處的 Omega-3多元不飽和脂肪酸。

榛果（Hazelnuts）：含豐富的維他命 E，和對肌膚緊實身體健康的 Omega-3 多元不飽和脂肪酸。

美洲薄殼胡桃（Pecans）：含豐富的 Omega-3 多元不飽和脂肪酸、抗氧化物等營養成分，是強化免疫系統的礦物質鋅的最好植物來源。

杏仁（Almonds）：低脂、高鈣，是營養完整的堅果。

巴西胡桃（Brazil nuts）：它的比杏仁熱量高，但富含健全甲狀腺和增強免疫的硒。

松果（Pine nuts）：含高纖維素和植物蛋白質。

◎種籽類

亞麻籽（Flaxseeds）：是我對種籽類的首選，因為富含對心臟健康大有幫助的 Omega-3 多元不飽和脂肪酸，同時對關節和皮膚保健也好。

南瓜籽（Pumpkin seeds）：高鋅、鐵、鈣、磷和菸鹼酸，對男性來說也有預防前列腺毛病的功效。

葵花籽（Sunflower seeds）：高含量的鉀，還有其他許多抗老化的礦物質、維生素，比起其他種籽來說含鎂較低，不過含豐富的維他命 D、E。有效改善血壓和心血管疾病，還有過敏等問題。

大麻籽（Hemp seeds）：含豐富的蛋白質、二十種以上脂肪酸，包括人體無法製造的種類。Omega-6 多於 Omega-3，不過是完美的均衡狀態。

芝麻籽（Sesame seeds）：和穀類共食的完美種籽，因含有大量穀類缺乏的脂肪酸。高鈣和鋅，只要一湯匙的量就含有比一杯牛奶更多的鈣質。

罌粟籽（Poppy seeds）：含豐富的 Omega-6，豐富的鈣和鉀含量。

◎菌菇類

椎茸（Shiitake）：或稱冬菇，增強免疫力，抗拒毒素生成，幫忙紓緩慢性的疲乏。

冬蟲夏草（Cordyceps）：本品為麥角菌科植物的冬蟲夏草菌，可滋補內臟，降低膽固醇。

舞茸菇（Maitake）：可減肥、降血脂、增強免疫力。

靈芝（Reishi）：可以治療失眠，增加免疫力並有延年益壽的功效。

杏鮑菇（Oyster mushroom）：可吸附油脂、增加人體免疫力。

◎香草與辛香料

辣椒（Cayenne）：是防止發炎的天然良藥。

薑（Ginger）：可使身體溫熱，預防發炎、幫助消化和肝臟排毒，預防旅遊中的水土不服。

葛縷籽（Caraway seeds）：對消化不良和經期不適有療效。

紅番椒（Chilli）：可幫助排毒，是天然的解充血藥，維他命 C 豐富。

黑胡椒（Black pepper）：可促進消化酵素分泌。

肉桂（Cinnamon）：可紓緩胃痛、感冒傷風症狀，一天一小茶匙可以幫助降膽固醇。已被證實比正統降血脂的藥物施德丁（statins）更有效。

蕁麻（Nettles）：含高鈣、鎂、錳和鐵等，選擇新鮮的植物購買較佳，用來泡茶或是煮湯。

牛奶薊（Milk Thistle）：可清理肝臟，強化排毒功能。

紫草科植物（Comfrey）：外用能醫治風濕病、關節痠痛、肌肉和韌帶痠痛。

蘆薈（Alov vera）：自肥厚葉片取得的汁液，可以療養曬後肌膚和皮膚問題；內服對促進消化很有效。

胡荽（Coriander）：對腹絞痛和脹氣有抑制的功效。

茴香（Fennel）：可預防水腫，含雌激素和類雌激素的成分。

蒔蘿（Cumin）：是天然的止瀉劑。

大蒜（Garlic）：是天然解毒物。

洋蔥（Onion）：可幫助肝臟排毒。

◎海藻類

紫菜（Arame）：富含鉀、鎂、鈣和碘質。

巨藻（Kelp）：一茶匙就有高出一杯牛奶千萬倍的鈣質，也含豐富的碘質。

海帶（Wakami）：高鐵，擁有比一杯牛奶高出十倍多的鈣質。

海苔（Nori）：比橘子多兩倍的維他命 C，跟胡蘿蔔一樣多的 β－胡蘿蔔素，豐富的維生素 B 群和對骨骼有益的鈣質，對甲狀腺有益的鐵和碘。

　　你可以買來搭配魚乾煮湯，還有來作海苔壽司。

紅海藻（Dulse）：比牛奶鈣質多出十五倍，還有高於牛肉八倍的鐵質。

必需脂肪酸可以幫助減重

沒有必需脂肪酸促進新陳代謝，
我們根本無法有效減重。
必需脂肪酸可以增強精力、消除疲勞，
讓你的肌膚看起來年輕有彈性。

抗老第一名的種籽油

多食用富含必需脂肪酸的亞麻籽油、大麻
籽油、南瓜籽油、芝麻油、葡萄籽油，讓
你的身體更健康。

第四章

選擇好的食用油與
優質脂肪

又香又營養的堅果油

堅果油就像堅果本身，富含抗老化的營養素和飽和
脂肪酸。胡桃、杏仁、榛果等類皆是。

優質烹飪油

橄欖油和椰子油是廣泛運用於烹飪中的食用油，
可以降低膽固醇；而酪梨果油味道溫和、充滿果
香，可以降低患糖尿病的風險。

　　大家都不喜歡太多的脂肪，對現在人來說，減重已經成為一種全民運動，想要身材苗條的人無不費盡心思想要除去身上多餘的油脂。但是你可知道有些脂肪對人體來說，是很重要而且是必需的，本章要帶著你一窺對人體有益的脂肪，究竟是那些。

必需脂肪酸可以幫助減重

　　脂肪和病痛與肥胖之間的關係其實非常簡單，我的客戶大都是在接受我的建議，選擇了食用正確的油類之後變瘦了很多。大部分的人對脂肪有許多過度的誤解，認為所有的脂肪都是肥胖的罪惡根源，而絕大多數人也都不知道，沒有「必需脂肪酸」來促進新陳代謝，我們根本無法有效的減輕體重。必需脂肪酸（EFA, essential fatty acids）Omega-3、Omega-6，可以增強精力、消除疲勞，讓你的肌膚看起來年輕又有彈性；一旦開始食用這些油脂，就會忍不住一直吃下去。

　　所有的脂肪都對人體製造動能和保護體內器官，都有一定的功效。這裡講的不是在乳酪、培根、肥肉等發現的飽和脂肪酸，我們都知道過份食用這些肥油，最後都是肥在臀腿和累積在動脈當中，導致心血管疾病的產生。人造合成奶油，例如：乳瑪琳，對我們的健康傷害就更大了。本質脂肪是人體細胞膜的主要成分，也是造就我們身體的外觀和皮膚彈性的重要元素。這些脂肪有效控制著細胞的進出物質，例如：氧氣、液體、營養和毒素等等。

　　含有 Omega-3 與 Omega-6 成分的油脂，則可以幫忙紓解以上的症狀，讓你即使到暮秋晚年還是看起來臉色紅潤、皮膚有彈性。攝取充足與否的結果有如天差地遠：一個是細緻緊實如日日新生，一個是如風乾橘皮與令人傷心的皮革臉。

Omega-3 與 Omega-6 對人體的益處包括下列幾項：

　　1. 促進皮膚和頭髮的健康：必需脂肪酸（EFA）：Omega-3 與

Omega-6 是天然的保濕滋潤劑，而 Omega-3 豐富的油脂則能改善皮膚的狀態，幫助皮膚保持濕潤與健康。

缺乏 Omega-3 的症狀

- 沮喪
- 皮膚乾燥
- 髮色晦暗
- 陰道乾涸
- 早衰
- 頻尿
- 低血糖憂鬱症
- 荷爾蒙分泌出問題
- 指甲脆弱
- 疲憊
- 性交疼痛
- 關節炎
- 季節性情感症

2. 加速新陳代謝：必需脂肪酸 Omega-3 與 Omega-6 可以加速新陳代謝，讓細胞更有效率地吸收氧氣，讓體脂燃燒得更快，進而達到減重的目的。

3. 預防心臟疾病：必需脂肪酸 Omega-3 與 Omega-6，可以幫忙降低血壓和減少膽固醇，並起且預防動脈硬化。

4. 平衡荷爾蒙：特別是亞麻籽油，是最安全的天然雌激素來源。

5. 強化骨骼：必需脂肪酸 Omega-3 與 Omega-6 可以有效改善腸胃道的問題，對於腸胃病便秘等症狀一旦獲得解決，便能讓身體有效地吸收、利用鈣質。

6. 減低季節性失調：有益的油脂可幫助吸收陽光的養分，促進身體健康。

抗老第一名的種籽油

我們在這個章節裡所談到的種籽油類，因為非常容易氧化，因此都應該被好好地保存在乾燥且陰暗的地方。大部分都不可以在烹調時使用，加熱會使得這類種籽油的脂肪酸變得不穩定。除非你去的超級市場貨物齊全，否則你還是得透過郵購、健康食品店、或是特殊的生機材料店才可能買得到。

一天一到兩茶匙這類的油脂，就夠人體一天的脂肪酸需求量。你可以加一點在蔬果當中打成奶昔，或是加一點在熱食中，甚至用來當成沙拉醬，或是抹在不含小麥的麵包上吃。

◎亞麻籽油（Flaxseed oil）

Omega-3 含量最豐富的是亞麻籽油，毫無疑問地亞麻籽油是抗老油脂採買清單中，名列第一的選擇，它含有部分人體所無法自然生成的 Omega-6。亞麻籽油的味道不難接受，只是不能加熱來吃。我曾找到無添加風味的亞麻籽油（記得要買冷壓兼暗瓶包裝的廠牌），和橄欖油一起加在生菜沙拉裡吃，味道很不錯。

◎大麻籽油（Hempseed oil）

雖說大麻籽油是來自於大麻，但大麻籽卻完全合法又安全。大麻籽油 Omega-6 的含量極高，在保養心臟和降低膽固醇的功效上，與亞麻籽油幾乎雷同。大麻籽油對皮膚問題，例如：濕疹特別有效，我在自己執業的診所，成功的治癒過不少這樣的病例。大麻籽也是各種種籽裡，唯一含有對治療經前症候群非常有效的亞麻脂酸。

◎南瓜籽油（Pumpkinseed oil）

南瓜籽油富含豐富的 Omega-3 與 Omega-6 成分，另外還富含增強免疫系統的維他命A與維他命E。在提供讓人年輕活化的必需脂肪酸 EFA 含量上，毫無疑問的位居排行榜前三名，而且也遠比前兩名更容易購買得到。南瓜籽油不能加熱食用，因此可以加在蔬果奶昔飲用或用在沙拉醬汁裡，吃起來味道都很不錯。

◎芝麻油（Sesame oil）

芝麻油是營養豐富又香味濃郁的一種抗老化油脂，芝麻油當中的高卵磷脂含量，可以提供腦細胞和神經細胞充沛的精力和養分。這種油脂來自於金黃色的芝麻粒所榨成的油，味道香醇如堅果般。深色的

芝麻油不適用於烹飪，因為很容易就會燒焦；淺色的芝麻油是來自沒烤過的芝麻，常用來煎炒或是用在調味上。（編按：台灣做月子用的麻油以及做菜用的香油，皆屬於芝麻油。）

● 有過敏體質者請勿嘗試 ●

警告！如果你對核果類食物過敏，那麼不要嘗試本章提及的任何一種堅油類！

◎葡萄籽油（Grapeseed oil）

葡萄籽油算是最穩定的一種烹調用油，是葡萄酒生產時的副產品，相當受歐洲主廚的喜愛。眾所周知地，葡萄籽油在清除血管油脂和抗氧化上的功效十分良好，也是少數可以調升高密度脂蛋白（HDL, high density lipoprotein）數量的天然食物。除此之外，葡萄籽油當中高含量的 Omega-6、維他命 E，還有類生物黃鹼素，都是對抗人體自由基的優質成分。

葡萄籽油可以高溫調理而不起煙、不燒焦，也不影響油脂的口味。而且不像其他油脂在調理時會噴濺，這種精純的油類適合於煎炒，還有用來烹調重口味的食材，例如：魚類等。最棒的是，葡萄籽油的用量只要一點點，在經濟層面上可以幫你節省不少金錢支出。

又香又營養的堅果油

堅果油就像堅果本身，富含抗老化的營養素和一點點的飽和脂肪酸。杏仁、榛果、胡桃等等，都含有大量降低膽固醇的單鏈不飽和脂肪酸（monounsaturated fatty acid）；胡桃油更含有多元不飽和物和 Omega-3 等保護心臟的重要營養成分。其他堅果油如杏仁、榛果等，則含讓皮膚充滿彈性的維他命 E，對於講求健康生活你來說，是非常棒的選擇。

◎摩洛哥亞根堅果油（Argan oil）

摩洛哥堅果油是我的最愛，通常我會將它加在前菜或沙拉上。摩洛哥亞根堅果油是萃取自摩洛哥 Argan 堅果樹的果實，被巴巴里人（Berber）用來抹在新鮮麵包或淋在沙拉上以及淋在溫熱的庫斯庫斯飯上吃（庫斯庫斯飯，原名為 couscous，是北非、中東阿拉伯人的主食，跟小米很像）。摩洛哥亞根堅果油的味道醇香宜人，已經被主廚安東尼‧渥爾‧湯姆森（Antony Worrall Thompson, 知名的英國主廚）宣佈為本世紀新健康潮流用油。

健康取向的亞根堅果油的功效甚多，除了低飽和脂肪酸和高 Omega-6 等基本要素之外，它還含有比橄欖油多出兩倍的維他命 E；摩洛哥亞根堅果油豐富的抗氧化物和稀有的植物固醇，可以防止發炎，還可以成功的治療關節風濕炎、動脈阻塞，並且降低膽固醇等等；對肝膽也具有很好的保健功效。

對於外用來說，亞根堅果油長久以來被摩洛哥女人用來滋潤肌膚，或減輕皮膚症狀，像是牛皮癬面皰、還有傷疤等等。

摩洛哥亞根堅果油也是屬於不能加熱的油類，但它的味道超棒，加一點檸檬汁或萊姆汁（不能加醋）更讚，和磨碎的乳酪一起加在生菜沙拉裡味道也很棒。然而要取得一公升的摩洛哥亞根堅果油需要三十公斤的果實和十小時苦工，所以我通常會配合橄欖油一起使用，好讓這瓶油用得更久些。但是請注意要從可靠的來源處購買，可靠的製造商會在巴巴里人生活的環境旁邊同步工作，避免當地原住民的環境和生活型態受到干擾。

◎胡桃油（Walnut oil）

堅果油例如：胡桃和榛果都可以讓麵包、沙拉和主食添加另一番風味。在英國堅果油當中最被廣泛使用的是胡桃油，胡桃油除了富含 Omega-3、高級抗氧化物鞣花酸（Ellagic Acid）等等成分外，還可以

有效幫助抑制癌細胞的生長。

　　胡桃油的果香可以充分地濃縮在油脂裡，和特殊的雪莉酒醋搭配食用更是一絕。用來烘烤更會散發出濃濃的胡桃果香，但胡桃油並不適合於油炸。

◎其他堅果油類

　　以下我要介紹的堅果油售價甚高，而且在英國不容易買到，但是我仍然建議你，如果你比我更有機會為自己的抗老飲食增添清單時，這些選擇都相當不錯。

　　杏仁油（Almond）：適用於嫩煎或油炒，大部分人用來護理肌膚；鈣質的含量很高。

　　榛果油（Hazelunt）：與胡桃油一樣，帶有果實濃縮的濃郁油香，但因為味道實在太重，只要添加一點點，香味就足夠了；燒烤食物時，其風味絕佳。榛果油含有非常高的 Omega-3。

　　夏威夷果仁油（Macadamia）：這是一種質純溫和的好油，適合用來為魚類和蔬菜增添風味，你只要在上桌前灑一點點就能日食物的味道更香！

　　美洲薄殼胡桃油（Pecan）：它含有極高的 Omega-3 成分，但果實味道芳香濃郁，拿來當醬汁或是灑在蔬菜烤熟都十分可口。

優質烹飪油

　　優質的烹飪油有許多種類，其中橄欖油和椰子油是廣泛被運用在烹飪中的油類，它們可以有效降低膽固醇；而酪梨果油味道溫和且充滿果香，可以減低糖尿病的症狀。以這些油來料理食物，健康又美味。

◎橄欖油（Olive oil）

　　這算是烹調用油中最廣泛使用的一種，特別是初級鮮榨橄欖油。

橄欖與橄欖油在我們的菜單裡佔一席之地，已經是上千年的事了。古希臘名醫西波克拉底（Hippocrate）提到橄欖油用來治療胃潰瘍、肌肉痠痛、膽囊等問題，還有其他許多疾病。最近幾年來，到處都有橄欖油的宣傳廣告，甚至被貼上了「優良脂肪」這樣的封號。尤其是橄欖油成分裡，屬於能幫助降低膽固醇、預防心血管疾病的單鏈不飽和脂肪（monounsaturated fats）的成分甚多。

第一級的特級初榨橄欖油（Extra Virgin Olive Oil）是以冷壓榨取的方式，讓其酸度降低，但是保留最高級的脂肪酸和抗氧化的多酚（polyphenol）。在地中海種植橄欖樹的土壤中，很容易可以發現這樣的化合物。而這種成分之所以會生成的原因，多半來自橄欖果實是處於暴露的環境中，為了自我保護而形成的，因此我們在食用橄欖油時也直接使用了這樣的成分。

防皺護膚的保養計畫中總是少不了橄欖油。橄欖油中所含有的豐富維他命E和多酚類的成分可以抗發炎，這也使得長期大量食用橄欖油的人們相對活的更長久。

比起其他 Omega-3 含量豐富的油來說，橄欖油相對容易造成發胖，所以我在使用時的用量都不多，一茶匙橄欖油搭配一湯匙的亞麻籽油可以用來調拌沙拉醬；就算是用來炒菜，一點點橄欖油也就夠了。

◎酪梨果油（Avocado oil）

酪梨果油味道溫和充滿果香，以冷壓初榨的方式製造。酪梨是本人最愛的水果，而酪梨油算是油脂中推出時間並不算長久的一種，但也逐漸受到大眾的歡迎。酪梨果油含有非常豐富的維他命及其他營養素，對皮膚、骨骼、眼睛、頭髮和指甲都很有益處。

有學說證明酪梨果油可以減輕糖尿病，以及前列腺方面的疾病，無論冷或加熱烹調都沒有問題。用在烤肉或其他菜餚、沙拉醬汁、甚至取代奶油都很方便。試著加一點檸檬汁、迷迭香或辣椒粉幫馬鈴薯

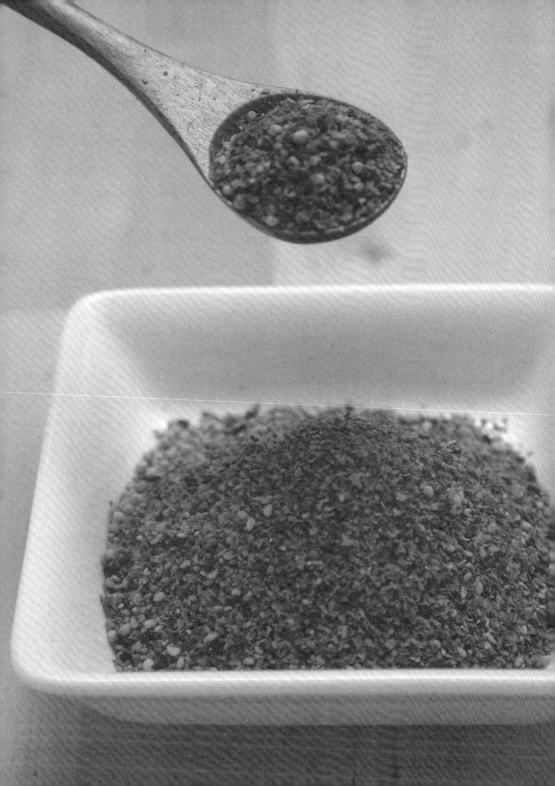

泥（或是番薯）做調味，或是直接淋在蒸熟的蔬菜上，好吃極了！

◎椰子油（Coconut oil）

終於有一種高飽和的油脂被提及了：人們使用椰子油作為烹調食用油已經有千年以上的歷史。十九世紀末著名的烹調書籍中都有廣泛運用椰子油的記載，但自從反對飽和油運動和提倡多元不飽和油的健康概念開始流行之後，椰子油就突然地沒落了；飽和油脂一向被認為與高膽固醇及心臟病有關連。只是越來越多研究證明，椰子油的好處甚多，例如：椰子油可刺激甲狀腺功能，擁有完美的抗菌特性等等；還有大量的中鏈脂肪酸能降低膽固醇，主要是因為椰子油有增進甲狀腺功能的能力。在甲狀腺賀爾蒙充足的環境下，膽固醇（尤其是LDL Cholesterol）會被轉化成重要的抗老固醇、黃體素及 DHEA，這些物質是幫助抵抗心臟病、衰老、肥胖、癌症及其他退化性疾病所必需的營養成分，而這些營養成分都在椰子油當中可以被找到。

椰子油含月桂酸（Lauric acid），是這些中鏈脂肪中抗病毒能力最強的。而月桂酸也存在於珍貴的母乳中，母體會將月桂酸轉化成保護嬰兒來抵抗病毒、細菌及原蟲的重要物質。

不飽和油脂在食物烹調後數小時內就會腐敗，即使是放在冰箱冷藏，擱置久了仍會產生臭酸味。新鮮（未加熱）的不飽和油也很糟糕，一旦進入體內就會因接觸體溫和氧氣而氧化並腐敗，不過這些情況不會發生在椰子油上；椰子油雖然是飽和油，但是它的好處是早已經過了千百年的考驗，我幾乎都用它來煮食而非使用橄欖油；特別是烘烤東西（這椰子油必須是初榨的，未經精製的）。一般買來時椰子油是呈固體狀的，一旦開封就要放進冰箱冷藏儲存。

椰子油的促進甲狀腺功能可以幫助減重、平衡內分泌和降低血脂。對素食者而言是奶油的完美替代品。

活力水果奶昔

水果奶昔是以水果為基底，

加入各式奶製品打成濃稠泥狀的飲品，是你最好的營養代餐。

喝水最重要

水帶給細胞氧氣、養分並且帶走人體代謝的廢棄物。

水是我們生命中最重要的元素之一。

每天一杯新鮮蔬果汁

蔬果汁已經將九成的抗老成分濃縮起來，

飲用蔬果汁可以讓細胞直接吸收。

第五章
來杯抗老飲品

有益的熱飲

不適合飲用蔬果汁等冷飲的人，可以來杯熱呼呼的咖啡或茶，

其中的養分對身體仍有幫助。

小酌無傷大雅

飲用少量的紅酒可以避免心臟病的發生，

因為其中的抗氧化酵素可以預防細胞死亡。

家常養生湯品

家常湯品富含食材被燉煮後的營養和豐美口感，

也同時溫暖了你的心。

當飲料涉及到養生的層面，就不僅僅是解渴一種的液體了。如同聖雄甘地（Mahatma Gandhi）說的：「吃你所喝的，喝與吃無異。」（Eat your drinks and drink your food.）食用越多液態食物，像湯品、奶昔或果汁之類的，你的身體在消化機能上就越省力。而省下來的精力就可以用在清潔和維護細胞的再生上，所以健康的細胞正是造成人體青春不老的秘訣。

活力水果奶昔

你慢慢就會瞭解為什麼植物油在抗老養生的問題上扮演這麼重要的角色，尤其是加在奶昔（Smoothies, 源自美國加州，以水果為基底，加入各式奶製品，打成濃稠泥狀的飲品）裡喝掉，就是最直接、最有效率的辦法了，你該做的只是把所有喜歡的水果加在一起。你可以早上來一杯、中餐也喝、晚上當輕食也來上一杯，任何你沒時間準備餐食的時候。奶昔會是你最好的營養代餐。

◎果汁

果汁也可以加在奶昔裡，只要那是純天然不添加糖份的即可。儘管營養比不上新鮮水果，但是在超市裡還是有許多已經包裝好的罐裝果汁，例如：蘋果汁、芒果汁、小紅莓汁等，我隨便想想就有三樣之多。如果你真的沒時間準備新鮮果汁，就買現打的奶昔，然後放在冰箱裡儲存。最好的選擇當然是那些不加糖、含豐富抗氧化成分的藍莓汁或草莓汁。一定要找那些純果汁—— 不添加糖份、色素、香精、防腐劑等的天然果汁，作為你的採購首選。

◎水果

莓類萬歲！提到抗老水果，那麼各式各樣的莓類水果必然是首屈一指的選擇，它們都具備豐富且高含量的抗氧化物和水份，尤其是它

們通通都是低糖度的水果。就算不是產季，我們也很容易就可以在超級市場買到各類的冷凍莓果，甚至於你也可以購買當季的莓果，然後自己將它們冷凍起來，在非產季時食用。在莓果奶昔裡添加一點卵磷脂，就可以打成一杯不含牛奶的濃郁奶昔。

◎好油

選擇亞麻籽、大麻籽或 Omega-3、Omega-6 混合的油類，少量加入奶昔裡，可以讓口味更加豐富，這是讓營養直接被細胞吸收的助劑，如果再加入下面即將提到的蛋白質製品，這杯飲料不僅可以讓你有飽足感，而且血糖穩定。奇妙的是，你會持續的想在你的飲料中加入兩匙的油脂：因為這樣不但不會發胖，反而可以加速你的新陳代謝；更可以讓皮膚看起來豐潤平滑，達成駐顏回春的目的。

◎蛋白質

一匙卡特基乳酪、庫克乳酪或是任何壓碎的堅果或種籽類，都是加入奶昔裡一起攪拌的最佳建議。特別早晨是吸收蛋白質的最佳時

好喝的奶昔配方

材料：

★ 一到兩茶匙亞麻籽、大麻籽或 Omega-3、Omega-6 混合的油類。

★ 一杯果汁（除了橘子之外的都好）。

★ 一小把綜合莓果：藍莓、草莓、覆盆子。

★ 一茶匙到一茶匙的卵磷脂細粒。

★ 一匙卡特基乳酪、庫克乳酪或是任何壓碎的堅果或種籽類。

★ 半根香蕉（如果你喜歡）。

★ 將之全部加在一起打成一杯飲料，甜味不夠可以斟酌加一點蜂蜜。

刻，一杯含有豐富蛋白質的飲料，可以讓肝臟健康運作、內分泌系統正常活動；也可以讓奶昔稠度增加，不會那麼容易餓。

除了上述的原因之外，蛋白質也可以結合任何的堅果油類，帶給人體更多的精力。根據營養專家的建議，蛋白質能讓這些油類水解，成為更容易被人體吸收、轉化成精力的養分。

◎卵磷脂細粒

卵磷脂是人體很需要的營養成分。因為人體是由細胞所構成的，而卵磷脂就是構成細胞膜很重要的物質。而且，當人體吃下卵磷脂之後，身體會產生一種高密度的脂蛋白，就是一般所謂的「血管中的清道夫」，能夠將血管裡的膽固醇輕鬆帶走，進而防止血管硬化之類的疾病產生。如果你不排斥那樣的口味，一開始先加個三茶匙的卵磷脂細粒，再慢慢增加到點心匙的份量。不過只要身體有一些異常反應，就要馬上減量或停止食用。卵磷脂細粒可以在不少健康食品店，或是蛋、玉米、大豆中找到，你可以多查查最適合自己的卵磷脂來源，只是要特別注意這些植物不是經過基因改造的就好。

喝水最重要

並非是細胞本身造成我們身體機能的老化，最重要的關鍵是細胞內的液體；人體是由 75% 的水所組成的，分佈在我們的血液、肌肉組織和骨骼當中等。這些液體對人體的正常運作是不可或缺的，水帶給細胞氧氣、養分並且帶走人體代謝的廢棄物。除了我們每分每秒呼吸的空氣之外，水是我們生命的最重要元素之一。

水會稀釋酸性物質，讓血液變為鹼性，使人體更健康。水還能滋潤皮膚、潤滑人體的關節和骨骼，是大腦運作不可或缺的重要元素。大腦細胞有十五兆之多，若沒有足夠的水份補給，大腦便無法發揮最佳效能；我們時常忘記大腦也是人體器官之一，一個完全由本質脂肪

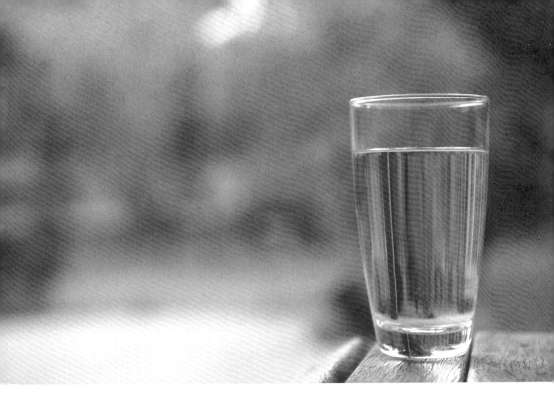

和水份組成的重要器官。

　　隨著年齡的增加，人體會逐漸的脫水，而所謂的嘴唇乾燥其實已經是水份不足的最後警訊。所以缺乏水份在某種層面上，可以視為是

多喝水的好處

· 平衡人體電解質
· 幫助腸道蠕動
· 讓毒素更快代謝出體外
· 稀釋血液濃度
· 輔助腎臟運作
· 讓皮膚保溼
· 解壓
· 潤滑關節和骨頭

· 降低膽固醇
· 穩定血壓
· 預防頭痛
· 幫助消化酵素發揮作用
· 維持血糖正常
· 預防失神
· 預防疲憊
· 預防過敏反應

加速人體老化速度的因素。所有的醫生都同意水的重要性，而且水對治療糖尿病、關節炎、頭痛、心血管疾病等的功效也日漸為人所熟知。

脊椎的每一段都是被脊髓組織液包覆著，如果不想在老年時背痛纏身，現在就開始儲存「水」本吧！人體需要大量水份來幫助腎臟排瀉廢棄物、代謝毒素；我們喝越多的水，就能增加腸道的運動，也就越能將對身體有害的殘留物質，藉由尿液或排泄物排出體外。

◎其他飲料做不到嗎？

其他飲料做不到水能做得到的事情嗎？我的回答只有一個字：不！

你要辨認一個人是否養了狗或貓，首先該查看的就是他的家中是否有寵物用的水碗；如果你有個花園或庭院，你會用什麼餵養滿園的植物？我不否認有些園丁會用茶或特殊飲料來澆灌這些花草，但這些都是少數；也有些貓狗喜歡牛奶或是啤酒，那也是例外中的例外。這些生物主要的飲料還是水，而我們人類也是。

咖啡、茶、酒類或是啤酒都不算數，其實我們還必須多喝水來補充這些飲料所造成的脫水現象（除了少數的草茶）；醫學專家蘇珊‧雪瑞芙博士（Susan Shirreffs）解釋說：「茶、咖啡或可樂等含有咖啡因的飲料，其實都是另外一種型式的利尿劑；酒精的脫水力更強，會促使我們大量的排尿，也就是說讓我們的身體喪失水份。」每當我們喝下那些飲料之後，便同時促使腎臟代謝出更多的水份並且排出人體。

◎一天該喝多少水？

人體一天會排出約兩公升的水份，就算沒有特別的勞動或是做任何運動，也會透過流汗、呼吸、咳嗽、糞尿等方式排出。所以如果我們做了一天事，或是激烈運動後，就必須補充更多的水份以備不時之需。

我建議人體一天要喝一公升半到三公升的水，包括茶和精力湯、生鮮果汁或湯等等。兩公升也不嫌少，差不多是一天八杯水的份量。

　　當你開始進行多喝水的計劃時，最好選擇在你不太忙而且洗手間也在附近時進行。我們的膀胱對於承擔水份增加的能力，比我們的想像還要強得多，一開始可能我們的身體還在適應當中，你會感覺這多喝水的計劃很無聊；但只要你習慣每天這樣的飲水量，慢慢地，時候一到你就會知道什麼叫口渴。

　　而會逼你衝廁所的，絕對不是水，而是咖啡或茶！

◎水的種類

　　即使是喝的水也有不同的種類可選擇，有的水營養豐富，富含礦物質；有的水卻充滿消毒劑殘留物或化合物，選擇時一定要小心謹慎。

※自來水（非蒸餾水）

　　味道通常令人作嘔，自來水中含大量（至少三百種以上！）殺蟲劑和消毒劑殘留物；持續性的氟化物添加惹人詬病，特別是甲狀腺專家，因為這樣的水質會壓制腺素功能的發揮，容易造成普遍性甲狀腺功能失調的症狀。

多喝水的忠告

・喝靜止的水。反覆沸過的起泡開水所含的鈣、鎂、氯、重金屬等微
　量成分會增高，對於腎臟將產生不良影響。

・喝近室溫的水，易於吞嚥吸收。

・不要在進食時喝水，會妨礙吸收。

・進食前半小時盡量少喝水。

・飯後一到兩小時不要喝水。

・一次不要喝多於半公升的水，以免造成腎臟的負擔。

・同樣的道理，一小時內不喝超過兩公升的水。

・如果要一夜安眠，晚上九點之後就不要喝太多水。

※天然礦泉水或山泉水

按照法律規定，水的出處必須是天然的產地，瓶裝而且礦物質成分穩定，絕對是非人工的天然產物。喝之前請仔細查看標籤：鈣、鈉的成分必須低於鉀與鎂才對。至於塑膠瓶裝是為了環保考量，還有節省成本。

※家用過濾水

這是最省錢且最簡便方式，利用活性碳濾去自來水的化學物質。碳心的取得要比以往更容易，不過一次出水量不大，定期更換的手續更是不能少。比起大量購買瓶裝的礦泉水，這樣的選擇最能保護環境。

※深層濾水器

如果您的荷包飽足，願意投資更多在自己的健康上，這倒是個不錯的選擇。系統一旦裝設好，以一日兩公升的飲水量估算，還是比大量買瓶裝水便宜得多。在坊間眾多的濾水器當中，日本製的產品是比較值得納入考慮的選擇。專家深入研究的結果，模仿自然界地表水自高山流下的原理，透過鹼性礦物質將清淨的飲用水濾出，就如同可以過濾掉大部分水龍頭的化學物質一般，深層濾水器可以在水中注入氧氣，並且增加鹼性。

※逆滲透純水

所需的設備更加昂貴，可以把水中不純淨的物質幾乎百分之百濾掉。然而那些人體需要的天然生成礦物質也差不多一起濾掉了。

※蒸餾水

蒸餾水比逆滲透純水的設備更加昂貴又佔地方，專家並不建議購買。部分專家說這是地球最為純淨的水，因為沒有礦泉水和自來水中的毒質，也沒有污染物和非有機礦物質。也有人說過份純粹反而對人體不利，如同天然的純雨水能濾出石頭的礦物質一樣，其中不管含有麼成分都會對我們的身體健康起作用。

以上就是我們日常飲用水的幾種選擇，不過，倒不必輾轉反側的去思索自己喝的究竟是那種水，我的中肯建議是：只要你肯喝就好。只是注意選擇最適合你和你的荷包的生活方式就可以了。

我終於痛下決心買了深層濾水器，對於現在可以用含氧氣的純水來烹調或是沖泡熱飲，我可是開心的很呢！

每天一杯新鮮蔬果汁

天天喝新鮮蔬果汁對人體的幫助甚大，果汁已經將九成的抗老成分濃縮起來，飲用時可以讓細胞直接吸收；吃生菜沙拉可能只有五成養分被人體吸收，更別說那些還要動手烹調的菜了。要記得當植物生長時，會吸收飽足的陽光和氧氣，所以在食用這些植物的同時，等於把這些葉綠素和陽光的能量，通通帶進身體裡面，轉換成我們需要的能量和精氣。

沒有果汁機的人別洩氣，市場有許多便宜的生鮮蔬菜可以直接吃；大賣場也常見果汁機擺在家電特賣的位置上，所以在聖誕節或新年採購的清單上，馬上把果汁機的名字寫上去吧！採買時要記得買

排毒精力湯食譜

材料：

★ 一個甜菜根　　　　　　　　★ 四根西洋芹

★ 六個白蘿蔔　　　　　　　　★ 一到兩個蘋果帶出甜味

★ 一點心匙特級橄欖油（可不加）　★ 兩茶匙檸檬汁（可不加）

★ 四個紅蘿蔔　　　　　　　　★ 一小把新鮮水芹菜

★ 一段生薑

有機蔬菜，否則你還沒吸收到營養，就被化學農藥殘留傷害了；記得打果汁之前，絕對要先將蔬果泡水並清洗乾淨！如果你還沒有買果汁機，在熱水裡加入新鮮檸檬汁，一樣具有排毒功效。

蔬果汁的首選當是具有排毒作用的精力湯，提到保護肝臟的飲料有許多種，但是可以幫助肝臟排毒和感覺回春、充滿精力的，還是喝精力湯的成效最好。最棒的排毒蔬菜有甜菜根、白蘿蔔（radishes）、水芹菜、薑等，如果你愛嘗新，也可以加一匙橄欖油和一顆新鮮檸檬搾汁，這多加的兩樣東西都是幫助肝臟代謝出毒素，和生成抗老化的氧最好的成分。排毒的好時機一般是在大餐後，例如：聖誕假期過後，或是你剛開始嘗試抗老飲食時。只是剛開始喝蔬果汁，細胞會因為缺乏飽足感而產生副作用，例如：頭痛、暈眩、生出斑點等等症狀。所以聆聽你自己的身體反應，如果你覺得不適合的話，就要適時停止。

市面上有太多可供打汁飲用的蔬菜，所以帶點實驗精神去嘗試看看吧！至於建議打汁的水果，我的建議只有檸檬、橘子和蘋果。有不少水果的營養是在皮上，例如：莓類，所以去皮打汁的程序會浪費掉許多的養分，況且草莓根本沒有什麼汁液，不如直接打一杯莓果奶昔喝，既直接又富含營養。

◎建議打汁飲用的蔬果

⊙紅蘿蔔：捷克的科學家發現紅蘿蔔中含有可取代咖啡因的物質，而且完全沒有副作用。

⊙紅甘藍（Red Cabbage）：甜又帶麩醯胺酸（glutamine），可以幫助恢復消化道的功能。

⊙所有綠葉蔬菜：帶苦味，但含有四種維他命和礦物質，可以有效維護內分泌系統。

⊙檸檬：把一點果皮和果肉一起去打成果汁，便可以將柑橘類所

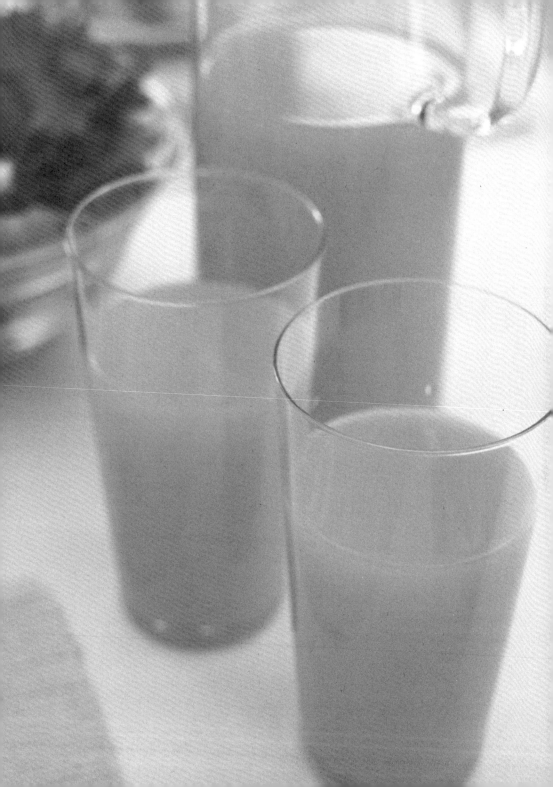

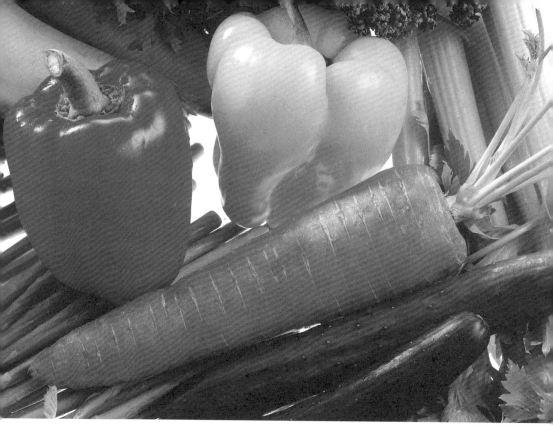

含的生物黃鹼素（Citrus Bioflavonoid）等天然植物素和維生素 C 一起喝下去。

⊙**甜菜根**：含天然的氯化物可以清肝、養腎和顧膽。

⊙**小黃瓜**：是天然的利尿劑，富含健康髮絲、指甲，肌膚潤澤的天然矽和硫化物。

⊙**西洋芹**：含有幫助體內排毒的有機鈉，具有利尿的功能。

⊙**巴西里**：又名荷蘭芹，可以促進內分泌腺體，具有利尿、高鈣和豐富的維他命 C。

⊙**茴香**：活化肝臟和消化系統，可幫助排毒和清新膚質。

⊙**白蘿蔔**：能幫助免疫系統的正常運作。

⊙**三色甜椒**：黃、橘、紅椒都含有大量的抗氧化胡蘿蔔素。

◎小麥草汁是大自然的綠色血液

　　小麥草汁完全是懶人版的蔬菜汁。我最近迷上了小麥草汁的方便和豐富的營養成分，光是一杯小麥草汁就含有半公斤綜合蔬菜的營養，有誰不想隨時來一杯濃縮的補給品呢？唯一不方便的是你必須找個平盤來自己種。小麥草是很容易生長的作物，但它強烈的草腥味也讓不少人作嘔（特別是那些身上積滿毒素的人）。所以如果你的肝功能已經不太好，建議不要常喝以免產生不適。

　　小麥草的神奇功效在舊約聖經裡曾經被提過，有個國王的身心失調病得很重，他聽見天上的聲音告訴他說：去吃牛的食物——小麥草；他照著去做因此而重獲健康。除了吃草，我們現在可以自己製作小麥草汁來飲用，一樣可以從中獲得身體所需要的養分。倘若你有一台果汁機，詳細看一下說明書是否適合打小麥草汁，因為並非所有的果汁機都合用。

小麥草的營養

· 豐富維他命 A、B、D。

· 高鈣、磷、鐵、鉀等礦物質。

· 含所有必須氨基酸。

· 與吃二十五個漢堡一樣可獲得的蛋白質。

· 含氧高，氧是腦部和人體肌肉組織等，不可或缺的重要元素。

· 可排除重金屬毒素。

· 其葉綠素含量可增強心臟功能、肺和腸道的作用。

· 高鎂含量，是抗老化最重要的成份。

· 增強血糖調節功能。

· 幫助防止白髮生成。

· 促進腸道蠕動。

· 降血壓。

有益的熱飲

　　水果奶昔和蔬果汁都屬於冷飲，但有些體質並不適合，這時可考慮來一杯熱呼呼的咖啡或茶類飲品，其中的養分對身體仍有幫助。

◎咖啡

　　對於咖啡喝或不喝的優缺點，在前面幾章裡我都提過了，有許多人並不想為了單純多活幾歲而放棄這一天一杯咖啡的樂趣；所以倘若你想要喝點什麼來取代咖啡，而小麥草汁或胡蘿蔔汁這類的冷飲又讓你反胃的話，下面我還有一些選擇與建議，儘管這些熱飲可能帶點苦味，但其豐富的營養卻無庸置疑。

◎蒲公英咖啡

　　蒲公英咖啡是非常普遍的咖啡替代品，以蒲公英的根切片烘烤磨成粉末，沖泡成沒有咖啡因的蒲公英咖啡。蒲公英葉片中含有豐富的鉀，可以調節身體中的水分，利於改善水腫、排除結石。但蒲公英咖啡並非我喜歡的飲品之一，我的最愛是清爽宜人的熱綠茶。

◎綠茶

　　綠茶含有少量咖啡因和大量抗氧化物質，所以是真正咖啡的最佳替代品，甚至能獲得相同的提神效果。綠茶在四百多年前在中國已被普遍飲用，能有效預防癌症和心血管疾病。許多研究報告中都說明綠茶對更年期過後的婦女有非常多的好處：六十五歲到七十五歲婦女一天一杯綠茶可增加骨質密度，特別是大腿和脊椎。法國的科學家也說明女性多喝綠茶可以幫助減重，增加新陳代謝率起碼 4% 以上。

◎白茶

　　白茶（white tea）現在慢慢佔據部分綠茶的篇幅。所謂白茶在製作方法上更為簡單，因此保留了茶葉中較多的營養成分。採摘茶葉

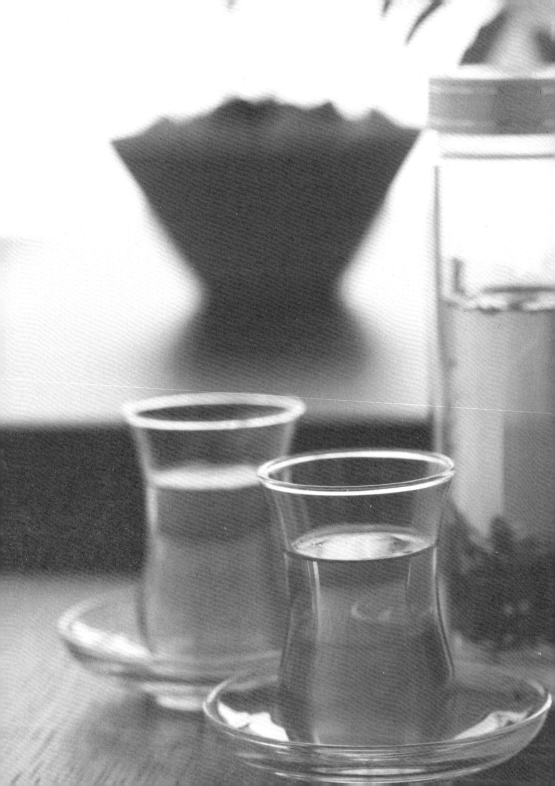

後，只經過約 10%~30% 輕微的發酵，不經任何炒青或揉捻的動作，直接曬乾或烘乾製作而成。白毫烏龍茶就屬於白茶的一種。

白茶中的「茶多酚」就是「兒茶素」（Camellia sinensis），含量較高，是天然的抗氧化劑，具有提高免疫力和保護心血管等作用；其中，生物類黃酮活性也比一般的茶葉強，與維他命 C 一起使用可發揮最大清除自由基的效果。

◎路易波斯茶

路易波斯茶（Rooibos）來自南非，是種很受歡迎的茶類替代品，完全無咖啡因。單寧酸低，而其溫和舒緩的成分，甚至讓英國動物園裡的飼育員安排讓部分兇猛、激動的動物飲用。記得將之列入你的抗老飲品清單裡，它的豐富礦物質和抗氧化成分，都是你養生的最佳選擇。

◎一般熟茶

我覺得一般熟茶很值得在這裡提出來，只要是有機栽種的。比照真正的咖啡因，茶裡的咖啡因對人體的副作用要小很多。茶中的茶胺酸（theanine）是種熟知的緩和劑，喝下一杯熱茶會獲得宛如泡熱水澡一樣的鬆弛舒適感。如果你一天少不了一杯茶，那一到兩杯不加糖和奶的茶，都不會傷害你一日的抗老飲食計劃。

◎其餘養生熱飲

⊙蒲公英茶：幫助肝臟排毒和膀胱排尿。

⊙蕁麻葉茶：活化內分泌系統、消水腫且含有豐富的鈣質。

⊙水果茶：充滿抗氧化物質。

⊙減毒茶：是幫助腎上腺素分泌，由甘草根、蒲公英、茴香子等多種幫助排毒的草藥組合而成的茶品。

⊙味噌速食湯：這是居家方便的湯品，通常在超市以小包裝出售，挽啶二羧酸（Dipicolinic acid）的成分，可以幫助人體安全地排毒。

小酌無傷大雅

　　我猜這個跟酒精相關的標題夠引起你的注意了，雖然有不少說法都證明，酒精對老化有確定的威脅陰影存在；但也有說法是飲用少量的紅酒可以避免發生心臟病，因為其中的抗氧化酵素可以預防細胞的死亡。但根據許多抗老專家表示，酒精會讓血糖升高，造成氧化和加速耗損精力；緩慢的脫水會讓新陳代謝拖慢 3%，換句話說，酗酒的人每半年會莫名其妙地增加大約半公斤。

　　既然不定時會有喝一杯的情況時常發生，我給自己的限制就是每次喝紅酒時僅只一杯而已，並且只接受品質好的紅酒，例如：美洛（Merlot）、卡貝納蘇維濃（Cabernet Sauvignon）、黑皮諾（Pinot Noir）等品種葡萄釀製而成的紅酒。在飲酒間盡可能地補充水份，還有搭配輕食以避免血糖升高。

　　顯然其他酒類喝與不喝都是讓人掙扎的事情，那麼只能建議你「酌量飲用才是王道」。還有少喝糖份高和全發酵的酒，例如：伏特加之類的白酒。壓力是造成老化的主兇，如果喝一杯可以適度減輕你的壓力，那麼不要讓這個樂趣被抗老化的藉口給剝奪了。

家常養生湯品

　　提到抗老飲品，若沒提到幾道家常湯品，怎麼講就是不對勁。作幾道令人滿意的家常湯品，不需要特殊技巧，還可以當做一頓正餐來食用；冬季受歡迎的熱湯，富含食材被燉煮過後的營養和豐美口感，同時也溫暖了你的心。 你可以在第三章的「養生蔬菜」中任意選擇四項蔬菜，以一種一杯的份量混合，再以這四種蔬菜的高湯一起攪拌蓋鍋燜熟十到二十分鐘，調味後即可上桌。

　　這裡介紹兩道夏日養生冷湯和兩道冬日進補濃湯給大家做參考，菜單為了方便製作都以杯為計量單位。

115

⊙ 西班牙涼菜湯（GAZPACHO）（四人份）

材料：

1 杯切碎的小紅洋蔥、3-4 杯去皮去子的番茄、1 杯紅椒去子、1 杯小黃瓜切碎、1-2 匙蘋果醋、3 湯匙橄欖油、兩瓣大蒜、半罐番茄汁、未精製的海鹽或岩鹽調味、2 茶匙蔬菜高湯或是高湯粉、2 杯大蔥、部分新鮮的巴西里、羅勒、墨角蘭或百里香裝飾

做法：

1. 將切碎的洋蔥、番茄、半個紅椒、半個小黃瓜混合攪拌並熬煮。

2. 加入蘋果醋、橄欖油、大蒜、罐頭番茄汁，依季節喜好調味。

3. 加上蔥段、剩下的小黃瓜、紅椒，還有將那些香草植物灑在湯上面，再放進冰箱冷藏。

4. 如果想要增加香脆的口感，可以加一點芝麻粒而不是香脆麵包丁。

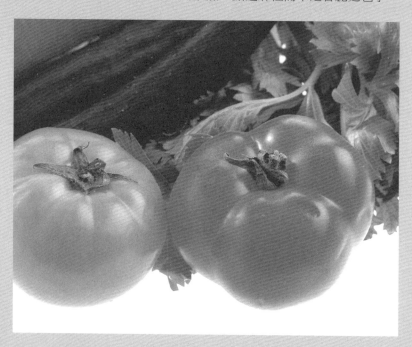

⊙ 酪梨菠菜冷湯（四人份）

材料：

500 公克菠菜、西洋芹、磨碎的杏仁粒（使口味濃稠）、500 毫升的蔬菜高湯、500 毫升的新鮮優格或庫克乳酪、2 個熟透的酪梨削皮並去核、鹽、少量辣椒醬、2 顆萊姆壓汁

做法：

1. 菠菜先切段，洗過並放置在淺盤蒸熟；瀝乾並任其冷卻。

2. 加入西洋芹、堅果和高湯開火燉煮，滾開後蓋上調小火悶十分鐘，不時攪動湯料。

3. 熄火冷卻後加入優格或乳酪盛碗，將酪梨泥一點一點拌入湯碗裡。等涼了之後加入菠菜，蓋好放進冰箱冷藏。

4. 上桌時加一點萊姆汁和開胃的辣椒醬。

⊙ 清爽水芹菜湯（四人份）

材料：

6 杯蔬菜高湯、6-8 杯切好的大蔥、新鮮香草、2 顆蕃薯去皮切成片狀、4 把水芹菜切碎、400 毫升牛奶或奶粉沖成的奶水、檸檬或萊姆汁、鹽

做法：

1. 在一個湯盤加熱一杯蔬菜高湯，加入大蔥和香草蓋好悶煮五分鐘。

2. 再將蕃薯和其他高湯加入蓋好悶煮二十分鐘直到熟透。

3. 接著放入水芹菜再滾個兩分鐘，熄火並且加入牛奶，攪拌均勻後靜置五分鐘。

4. 上桌前加熱或加入檸檬汁和鹽調味。

⊙ 紅椒濃湯（四人份）

材料：

2 匙橄欖油、1 個紅洋蔥切碎、3 瓣大蒜切成細末、1 個中型蕃薯去皮切成方塊、2 茶匙紅辣椒粉（paprika）、半茶匙辣粉（chilli powder）、1 茶匙紅椒（cayenne pepper）、2 湯匙胡荽切碎、鹽、2 杯高麗菜切成細絲、2 個番茄罐頭、5 杯蔬菜濃湯、1 茶匙蜂蜜、1~2 匙新鮮紅辣椒去子切碎、2 杯紅椒、半杯椰奶

做法：

1. 熱油鍋炒香洋蔥、大蒜、蕃薯、胡荽五分鐘，調味。

2. 再加入高麗菜絲、番茄、蔬菜高湯、蜂蜜和辣粉等。小火悶著直到蕃薯熟透。

3. 另起油鍋快炒紅椒，熟透加入椰奶再倒入湯裡，小火燉煮幾分鐘後熄火。

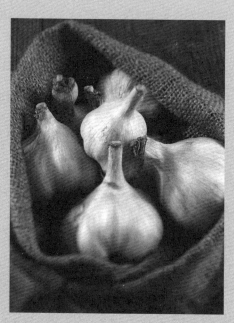

你現在對於什麼食物、飲料和油可以有抗老養顏的效果，應該有充分的了解。下一個章節可以讓你對於飲食計劃的安排，有更全盤的想法。

生機飲食法

生機飲食法比較適合素食者，

或是住在陽光普照、氣候暖濕地區的人。

獵人飲食法

獵食法適合沒有大魚大肉活不下去，

但是不吃穀類還能過日子的人。

第六章
四大養生飲食法

GI 值飲食法

這是愛吃穀類的肉食者的最佳選擇，

特別是那些血糖不穩定、胰島素分泌不正常的人。

組合飲食法

組合飲食法是給那些沒有任何限制，

可以盡情享用各種養生食物益處的人。

　　生機飲食法、獵人飲食法、GI 值飲食法和組合飲食法，這四種養生的飲食方法，讀者可以視自己的需求和喜好，選擇在自己的生活方式中實行。

　　第一種生機飲食法比較適合素食者，或是住在陽光普照、氣候暖濕地區的人；第二種獵人飲食法適合沒有大魚大肉就活不下去，但是不吃穀類還能過日子的人；第三種 GI 值飲食法則是那些愛吃穀類的肉食者的最佳選擇，特別是那些血糖不穩定、胰島素分泌不正常的人；最後一種組合飲食法是給那些沒有任何限制，可以盡情享用各種養生食物益處的人。

　　一旦選定一種飲食方法，請將之視為是生活的飲食指南，而不是非照吃不可的菜單。各位或許會這麼想：每一種都來試個幾週，看看自己身體的反應之後再來做決定。這也是個不錯的選擇，但是如果你覺得脹氣、昏昏欲睡、便秘好幾天，那麼你就應該立刻考慮換一種飲食方法了。別忘了，就算這裡沒提到的食物種類，只要在第三章養生食物的建議單上有列入的，你還是可以吃。

　　這四種方法是我就「吃」這方面來做的抗老規劃，希望各位能適用！這些方法在我忙碌的生活中依然可以日日遵循，但願您也一起為對抗老化、留住青春而努力。這裡所列舉的所有食譜和食物相剋等等問題，都經過抗老飲食專家仔細且嚴密的考究過，請大家放心。

　　無論你是否採用這四種飲食法，在本章的最後，有一段落集結的小提醒，要陪伴各位在對抗年華老去的同時，能夠充分吸收到食材的精華，讓你的活力永保年輕。

生機飲食法

　　當講到抗老和回春的飲食方法，我第一個就想到這種飲食方式：但這也是最難實施的一種，尤其是住在濕冷的英國，而大部分人又一

天到晚不能在家吃飯。

根據近年來發揚古希臘名醫西波克拉底學說的布萊恩‧克雷門（Brian R. Clement）的觀點，同時也是《帶來健康的生機食物》（*Living Foods for Optimum Health*）一書的作者，在書中都說道：「人體的細胞退化、突變和死亡，都是因為沒有適當的補充營養。」與熟食或加工過的產品不同，生機飲食可以充分提供細胞再生所需的營養，包括：維生素、礦物質、蛋白質、氧氣、酵素和鹼性。而最重要的是，再生的新細胞會讓我們年輕化。

不過在所謂生機食物和生食之間，還是有些微的不同之處。生機飲食指的是帶有生命的植物，如：小麥草或苜蓿芽；但生食是指未經烹調煮熟過的食物，例如：生魚片。如果你把一條生魚放在廚房的流理檯上，很快死魚肉就會腐敗發臭。但種籽浸泡在水中過夜，依然能發芽生長，生生不息。死去的食物本身已經失去了生機，我們又怎能期待在吃下這樣的東西之後，細胞能重獲生命呢？依照布萊恩 克雷門的說法，任何人只要持續食用生機食物，身體會自然而然的變成健康的體質，心理層次也會轉向正面，進而減緩老化的速度。

我們算是地球上唯一會對食物進行調理和烹煮的物種，這就證實布萊恩 克雷門所說的，為什麼我們需要含氨基酸的食物、酵素、荷爾蒙和氧氣等等，那都是健康細胞和強壯的免疫系統不可或缺的元素。布萊恩‧克雷門說：「現今任何可進化或被補捉的物種，都適用於西波克拉底的學說。」

人體有一組由酵素和抗氧化物聯合組成的軍隊，可以抵禦自由基的入侵，並修補細胞，將有害物質化為水或無害的氧氣排出體外。這樣的過程可能會因為我們吃進熟食而被破壞，因為熟食本身就會增加自由基的數量，並且還會消耗掉人體生成的酵素。

這理論並非新創，微生物學家保羅‧庫恰可夫（Paul Kouchakoff）博士早在三〇年代，就針對熟食對身體的影響做過深入研究，他發現

每次吃進煮熟的食物，人體就會有被毒素入侵，並產生白血球大量增加的反應。而吃進大量加工過的食物，例如：白糖、火腿和醋、酒等食物，反應則會更加強烈。動物的肉類製品，特別是煮熟並且經過加工過的食物，更是必須對我們皮膚上層層疊疊的皺褶負責任：唇邊的法令紋、臂膀上的蝴蝶袖、大腿的橘皮組織等等，這都是老化細胞所製造的成績。

所以要強化身體機能和給細胞更多生機，你必須拒絕所有熟食與肉食。一旦我們回歸自然，開始吃蔬菜水果、種籽堅果和穀類，我們的身體細胞就會漸漸地潔淨起來，體質也會趨向鹼性，一直到老年，免疫系統和消化系統都會被維護得很好。

倘若所有對熟食的指控都成立，那麼不妨深思一下，生機飲食在對抗老化的路程中會有多大的幫助。我見過布萊恩 克雷門先生本人，他已經進行生機飲食好幾十年了，他的皮膚是如此年輕、純潔無瑕。但生機飲食法的缺點是，在緯度較高的寒冷地帶實在不容易確實執行。

如同所有堅持素食的人那樣，生機飲食者因為減少肉食和乳製品的攝取量，而達到維持青春不老，兼具養生的目的。這些生機食物

生機飲食法抗老化的原因

· 生機飲食的酵素幫忙分解多餘的脂肪，進而達到減重的目的。

· 煮熟、加工、人造食物浪費許多免疫系統的精力去消化。

· 幫助細胞維持蓬勃生機，酸度降低。

· 減緩老化，提升情緒療癒力。

· 加強免疫力。

· 進行的越久，你的身體越少毒素，人也變得更年輕。

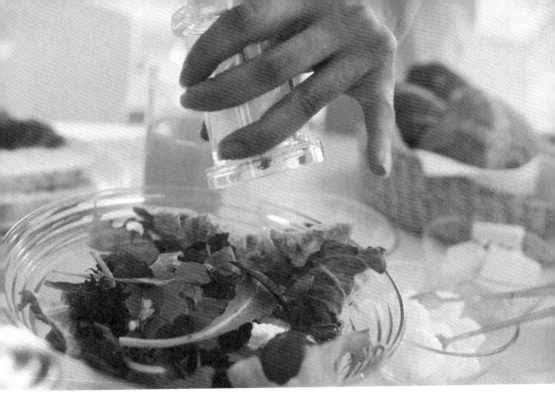

可以減少蛋白質在動脈中的堆積、防止身體酸化,還有骨骼鈣質的流失。這些種種好處都是我能接受的說法,不過若是沒有 Omega-3 次亞麻油酸豐富的魚類,我就受不了。

我將生機飲食法做了一番調整,使得寒冷國家的居民,例如:英國人,就算在寒冬裡只想吃熟食而不是生菜沙拉也能夠做到。庫恰可夫博士測試過許多本來不被允許的熟食,發現只要新鮮、未經精製、不是過熟(僅滾水汆燙過),並不會產生大量白血球增加的反應。所以只要是煮過但沒有變色、不會過熟的食材就對了,所以含油脂的魚又被我納入了菜單。除非你堅持完全純淨,你當然可以選擇不吃魚類。

在我認為,新鮮的優格、未加熱殺菌處理的乳

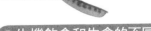

● 生機飲食和生食的不同 ●

生機飲食指的是帶有生命的植物如小麥草或苜蓿芽;但生食是指未經烹調煮熟的食物,例如:生魚片。

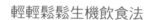

輕輕鬆鬆生機飲食法

· 盡可能減少抽煙、飲酒、咖啡、糖、肉類和乳製品。你可以吃新鮮優格、未加熱殺菌處理的乳酪，還有含油脂的魚。

· 以一半到四分之三生食為目標。

· 每一餐以大份沙拉、生菜或蔬果汁為前菜。

· 選擇新鮮水果為飯後點心和零食，但正餐不要超過 15% 是水果。

· 堅果和種籽最好泡水 2~12 小時，待酵素釋放之後再吃；或是研磨成細粒再吃。

· 早餐喝自製杏仁奶和泡過水的堅果。

· 使用海帶、酪梨等蛋白質豐富的食物來取代肉食。

· 不吃糖，不吃加工過的食物。

· 不吃精緻烘培的麵包，除非麵糰來自發芽過的穀類或符合我的養生食物名單的好穀類。

· 餐點裡加入海藻等食物。

· 如果食物非煮熟不可，最好水煮、蒸或烤；但不要烤焦食物（自由基正大量製造中)。

· 不要油煎或炒。

· 少喝酒，而且請搭配輕食。

· 少喝咖啡和茶，偶爾一杯可以，但冷了再喝。

· 花草茶的禁忌跟熟食一樣，不要滾水沖泡。

· 果乾有太多糖和添加物，少吃為妙。

· 新鮮橄欖會比罐裝或醃漬的好多了。

· 黃豆雖好，也酌量食用，避免荷爾蒙失調。

酪很接近生機食物，所以我也將這些動物性蛋白質列入健康的生機飲食菜單中。我的胃在一清早一定要來杯新鮮果汁，但為了簡便我通常喝完果汁後，再來一份新鮮山羊乳製成的優格，添加泡過的枸杞子和花粉等等。或許這也是本人的法令紋不再加深的主因。

要做到完全生機飲食並不容易，特別是在寒冷的冬季；但原則是多吃生菜。我就是盡量喝生菜汁或是餐前來一大盤生菜、苜蓿芽等，就算在外用餐也一樣堅持這麼做。

獵人飲食法

人類其實是雜食性的動物，自古以來我們的祖先可以說動植物什麼都吃。科羅拉多州立大學運動健康系的羅倫‧柯登（Loren Cordain）博士，是著名的舊石器時代人類自然飲食的專門學者，他證明我們遵照千年以來的飲食法對健康益處多多，且相關著作等身。

在我們學會耕種某些穀類之前，我們的祖先以去森林摘果子、收集樹根、果實、種籽、草藥、雞蛋和蔬菜維生；還有食用任何他們可以捕捉到的獸類的肉——鳥、熊或魚等等。這些被補捉到的動物，除了部分內臟和腦之外，身上每一吋肉都被吃得乾乾淨淨的，我們的祖先對於昆蟲也是來者不拒。事實上人體有特殊的酵素是專門用來分解這些蟲類蛋白質的！這樣的飲食方式其實能攝取充足的Omega-3、抗氧化物，和許多可以對抗今日死亡率甚高病症的營養素。

現代人吃的食物有近七成是我們的遠古祖先根

獵食法禁食名單

- 穀類：特別是麵包、各式各樣的義大利麵類、麵條、小麥製品等。
- 豆或豆莢類：四季豆、菜豆、扁豆、豌豆、花生
- 馬鈴薯或番薯
- 腰果　‧乳製品　‧鹽

本就沒吃過的，這樣的結果造成以下流行疾病的發生，包括：心血管疾病、癌症、糖尿病、骨質疏鬆、關節炎、胃腸疾病等等，甚至還要更多，按照羅倫 柯登博士的理論，人體的進化到現在為止，都還沒來得及適應這些飲食習慣的改變。這也是為什

獵食法可食用名單

· 肉類、內臟　　　· 家禽
· 魚類　　　　　　· 蛋
· 水果　　　　　　· 種籽
· 堅果（除了腰果、花生之外。）
· 蔬菜類：葉菜類以及除了馬鈴薯、蕃薯之外的根莖類作物。

麼講到胰島素的穩定和肝膽問題時，澱粉和碳水化合物會頻受攻擊的理由。為了獲得精力，我們吃進過多加工程序繁複的食物，而這些食物大多添加了太多的糖、防腐劑和調味料等，已經跟原始自然的狀態相差千里之遙了。

就算你要吃肉，也該選擇有機養殖、無化學飼料、無注射成長荷爾蒙、人工甘味料和防腐劑的肉類產品，如同這些肉是與幾千年前般的原始自然環境中成長那樣。那會保證你吃進去的食物依舊帶著原有的自然營養素，包括能讓我們細胞長命的維生素等等。那正是這種飲食法最值得遵循的原因之一。如果你選擇「組合食物法」，那麼這個獵人搜集者飲食法相對來說會比較容易做到。但條件之一是，你必須喜歡自己的身材才行。

GI 值飲食法

GI 值（Glycaemic Index）是個測量食物被吃進人體之後如何升高血糖的數值，主要是藉以測試食物中碳水化合物的含量。這個 GI 值是以食用純葡萄糖 100 公克後，在二個小時之內的血糖增加值為基準（GI 值=100），其他食物則以食用後二小時內血糖增加值與食用

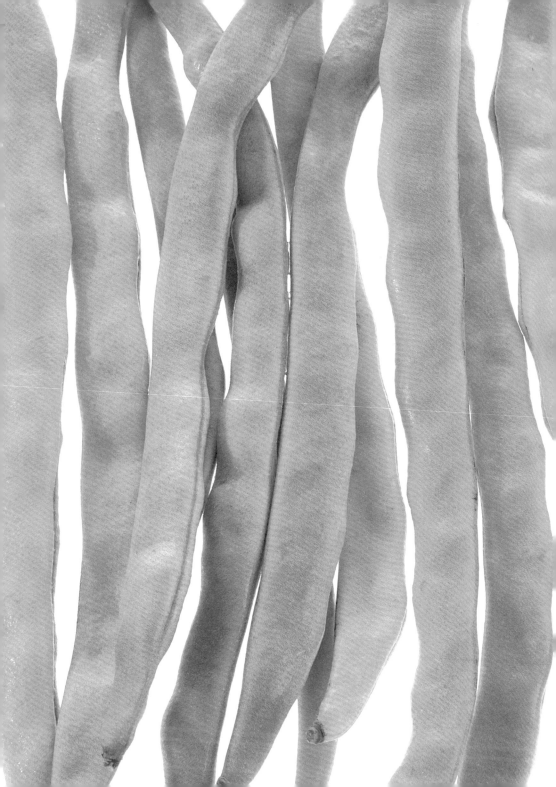

純葡萄糖的血糖增加值作比較，所得到的升糖指數。升糖指數越高的食物，越容易使血糖升高，使胰島素分泌增加。這個飲食法從另一個角度看對健康是有益的，許多高蛋白低澱粉質的食物被納入，也有不少澱粉含量豐富的蔬菜被剔除，例如：煮熟的紅蘿蔔；還有一些抗老化的水果也是。這對有糖尿病家族遺傳史，能量供給嚴重不足的人來說，是相當重要的資訊。

在講到老化的荷爾蒙激素變化時，提到只有兩種激素會隨年齡而增加，而胰島素是其中的一種。澱粉類食物會導致人體釋出大量的胰島素，你吃進越多大量碳水化合物，例如：酥皮點心、小餅乾，甚至玉米片，你的胰島素會分泌的越多，血糖也會越發不穩定。隨著時

碳水化合物的分別

1. 超高糖份但對健康沒有好處的

· 糖、葡萄糖、糖果

· 蛋糕、點心糕餅

· 白麵類、白米

· 馬鈴薯脆片、玉米片

· 巧克力、脆餅類點心

· 培果麵包（Bagel）、可頌麵包、白麵包

· Shredded Wheat品牌穀類食品（美國百年品牌）

· Weetabix品牌穀類食品（英國穀物早餐品牌）

· 酒精、運動飲料

· 爆米花、炸薯條、馬鈴薯泥

2. 高糖份但對健康有好處

· 烤馬鈴薯

· 玉蜀黍、蕃薯

· 茶、牛奶、柳橙汁

· 瓜類、穀物

· 葡萄、鳳梨、香蕉

· 熟胡蘿蔔

· 防風草根（parsnip）

· 水果乾

· 紅菜豆

· 蜂蜜

間過去，胰島素的感受器胰腺會疲憊不堪，且開始運作失衡；另一方面，你的體重也會因此直線上升。

胰島素的抵制分泌會受年齡增加、更年期、抽煙或減肥的影響。女性因為天生的血清素含量較低，通常比男性常遭遇到這樣的問題，這些會帶給我們快樂感覺的化學物質，在月經周期更加減少。而到老年時，我們不時得靠一條巧克力來刺激一下血糖上升，還有血清素的分泌；但適得其反的是，我們可以得到後者，但血糖很快就會下降，而我們的中廣身材就是這麼來的！

從你吃的碳水化合物中，身體吸收的只有會進入血液轉變成葡萄糖的糖份而已；葡萄糖會轉變成儲存在肌肉和肝臟的能量，一旦容量已滿，糖份仍持續攝取，那就會變成肥死你的脂肪。

不只如此，皮膚科醫生也說，那些甜的澱粉食物會導致身體的糖化，也就是皮膚皺紋的主要兇手。你不必是個必須經歷身體因為糖份而有發炎反應的糖尿病患者，就算是正常人也一樣會受糖份過多之苦。這些糖份會破壞組織裡的蛋白質，就皮膚而言就是膠原細胞和皺紋的生成。這樣的皮膚已經失去彈性，因為糖分子疊在膠原細胞上導致硬化和失去彈力。而這重重疊疊的聯結，會造成自由基的大量生成，促成更多的發炎反應，所以看似棕色的皺紋皮膚會感覺越來越多。

下面列出的某些食物可能會讓你嚇一大跳，但如果你真的關切自己的血糖濃度，你必須正經的把一些蔬菜水果列入你的注意名單中，例如：烤馬鈴薯並非是一種不健康的食物，但是烤馬鈴薯所含有的碳水化合物實在太多了，需要花太多精力去消化則是一個必須考量的重點。不必太刻意禁食名單中右半部的食物，你偶爾可以吃一吃；但左半部你可要注意了，千萬不要將之列入抗老食物的採購清單當中。

任何不在此列的食物都可放心吃喝，如果你有按時控制血糖的話，對水果和煮熟的根莖類不必給予諸多限制，或擔心成分中含有許多天然糖份，吃完會讓你昏昏欲睡。其實靜下心來仔細傾聽你的身體

反應，如果吃完某種食物四十分鐘後很想睡覺，那麼這種食物就不是你該吃的。注意醬汁、醃漬物和番茄醬等的反應，它們所含的糖份都不低，就像口香糖一樣，即使是以人工甘味劑替代糖份的食物也會一樣。

組合飲食法

組合飲食法對長久以來被消化問題困擾的人來說，幫助不小。這個飲食方法可以讓你保持年輕而有精力，那是因為這種飲食方法對消化器官的壓力較小、食物被消化分解吸收得更仔細，我們的細胞也可以因此得到更多的營養。而且，身體中也不會積存那麼多的毒素和發酵的臭氣，容易過敏的體質也會獲得有效改善。當你組合得宜，你會發現鬆弛的皮膚開始緊實，水腫和脂肪也會逐漸消失。

在十四世紀的義大利有位貴族，寫下他活到一百零二歲的秘訣：一天兩餐，餐食共重 340 克 ，加上 397 克 的葡萄汁。他在年過三十五歲、健康因享樂過度而走下坡時開始實行這樣的飲食方法。我雖然不知道他喝那麼多葡萄汁會不會看起來蒼老，但是在那個年代他只是徹底奉行食物組合法，就能活成百歲人瑞的高壽實屬不易。

不同食物對消化力的要求也不同：澱粉食物要在多酵素的環境中，一入口就開始消化分解了；蛋白質則是在胃酸分泌下才能消化。胃酸和腺體會互相抵消，這就是問題了（特別是對老年人來說）。這兩種類型的食物同時進食，會造成消化系統的壓力；以一客牛排為例：牛肉和薯條要花很長的時間才能通過消化道，那是一場混亂的大戰。消化不良的食物會在腸道裡發酵導致頻頻放臭屁，身體變得腫脹，最後以便秘收場。這個計畫不難實施，試個一兩週看看你的身體反應如何，少花點力氣去用力消化食物，將換來更多的精力，還是值得試一試。

十個組合食物的簡易步驟

1. 不要一餐同時吃蛋白質和澱粉類。譬如肉類和薯條，乳酪和麵包，烤馬鈴薯和磨碎的起士粉等。你不會恰巧都這樣吃吧？

2. 一餐裡不要同時有兩種不同的蛋白質來源，例如：乳酪和魚。

3. 一餐可以有不同的海鮮類，例如前菜有蝦，主菜有鮭魚。

4. 在主餐中另外吃堅果類。

5. 不要同時吃水果和澱粉，因為胃會先消化含果糖的水果，讓水果發酵變酸，這會破壞要消化澱粉的酵素，所以早餐不宜吃水果加穀類麥片。

6. 瓜類的水果單獨吃最好，可以快速消化，但和其他食物不易搭配，最好在前菜時吃。

7. 所有水果在空腹吃效果最佳。

8. 豆類算澱粉和蛋白質，與蛋白質或澱粉混著吃都好。

9. 喝牛奶或奶製品時不吃其他的食物。我覺得這點很不容易，因為我喜歡喝優格奶昔加咖哩粉。

10. 與布丁道別吧！在吃完正餐後，布丁根本直接躺在腸道裡發酵！

◎養生食物重點提示

　　以下是我個人對於這四種飲食方法的小提醒，如果你們任何人跟我一樣吃許多蔬菜和生食，喜歡含油脂的魚，偶爾吃好肉，不怎麼吃澱粉食物，盡可能組合食物，那這部分你們更應該睜大眼睛仔細看。

　　⊙蔬菜：將主食安排為生菜的組合，頂多蒸熟（如果非吃熟的不可）。這些抗老化的新鮮綠蔬應該佔盤子的一大半加上一把苜蓿芽。對待含澱粉的防風、南瓜、玉米、馬鈴薯等還有煮過的蘿蔔心情要放

輕鬆點，雖然它們釋出糖份很快，但相對的營養成分也很高。

⊙**水果**：藍莓、小紅莓、草莓、覆盆子等，都是抗老化的首選。酌量吃哈密瓜、葡萄、鳳梨、香蕉還有各式各樣的果乾等，你也知道這些水果特別的甜。最好空腹時吃水果，間隔一小時之後再吃其他的食物以達到最佳的食物組合。

⊙**魚**：一週吃三到四次 Omega-3 含量豐富的魚類，例如：鮭魚、沙丁魚、鮪魚和鯖魚等，所有的魚類都具有一定的營養（仔細看看第三章的說明）。魚用蒸的或簡單烤過即可，避免使用煎或油炸，烹調魚類越不帶棕色越好！如果你喜愛日式壽司那最好，至少魚肉是生的。假使你真的受不了魚腥味，那麼學我外出時一天一顆 1000 毫克份量的魚油膠囊吧！

⊙**肉**：盡量減少食用紅肉，非吃不可也選擇自由放牧、青草餵養、有機養殖的肉品。如果你有個週日烤肉會，那麼請多準備幾份蔬菜好搭配。

⊙**素食者的選擇**：蛋和豆類都含有豐富的蛋白質，可以取代肉類和魚類。如果你的血糖不穩，那麼在吃黑眼豆和紅豆時，要特別留意吃下去的份量和澱粉的攝取量。

⊙**乳製品**：任何乳製品都要小心食用，有的生菜沙拉要靠帕米森起士粉來提味，但請注意雖然起士粉的營養豐富，但是脂肪含量都不低，只要多吃下去很快就會讓你的腰圍增加幾吋。我一向在早餐時吃新鮮的優格再添加我建議的養生配料，身為一個堅持抗老飲食的實踐者，我總覺得要先餵給內分泌腺體蛋白質以便使其運作正常，況且高鈣對身體的骨骼也有諸多益處。杏仁牛奶是個超棒的飲料，香濃稠密，高鈣又低脂，是你的最佳選擇。

⊙**穀物食品**：我最愛的穀類就是昆諾亞（Quinoa），還有我吃克萊格博士的有機種籽麵包（organic seeded spelt crispbreads），而非一般精製的麵包。

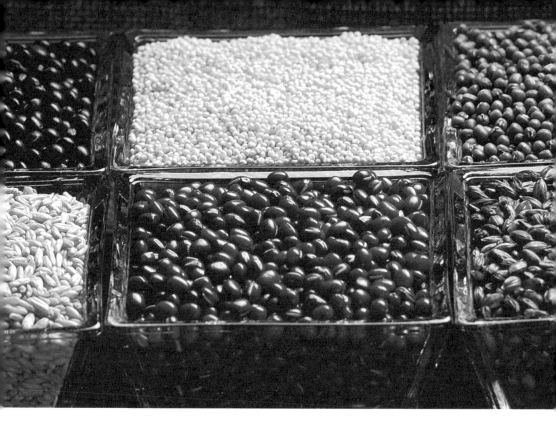

⊙**堅果和種籽**：在前面章節中我已經提過好幾種好吃的種籽和堅果，在食用前最好是泡水兩小時或甚至隔夜，讓酵素釋放出來，營養素也更能被吸收。

⊙**海菜**：和各種食物搭配都好，這些海藻可以提供甲狀腺需要的碘質和礦物質及維生素等，純天然又吃得安心。我會把海苔絲加在我的餐點裡一週三到四次，以確定能吸收到足夠的營養。

⊙**油**：我用椰子油或橄欖油來煮食，沙拉用的醬汁多半是亞麻籽油配橄欖油。

⊙**鹽**：非用鹽不可，就用結晶或未經精製的天然海鹽：成色是粉紅色或帶棕色，而非完美的白色。

⊙**飲料**：咖啡和加工過的茶包少喝為宜，對抗老專家們而言，咖啡等於是全民公敵。多喝抗氧化的白茶和綠茶來取代咖啡。別忘了一天要喝兩公升的水，差不多是一小時一杯水的量。

◎用餐時間小提醒

前菜最好就吃生機蔬菜，讓酵素開始工作並準備好抵禦稍後的進食將產生的自由基傷害。最棒的佐餐良伴就是一小把苜蓿芽，搭配食物一起吃。甚至外出時帶著一個小餐盒，裝滿自己栽種的苜蓿芽最好。

選擇適合的飲食法

一旦選定一種飲食法，請將之視為生活的飲食指南，而不是非照吃不可的菜單。

⊙生機飲食者的前菜選項

一杯小麥草汁加橘子或柳橙、任何一種抗老蔬菜壓成的蔬菜汁、哈密瓜、生菜加鷹嘴豆芝麻沾醬、半個酪梨加檸檬汁還有任何一種好油、美生菜加菠菜或水芹菜沙拉等等，都是你的最佳選擇。

⊙主餐

主餐的選擇很多，如果你在家想費心弄一些抗老化的餐點，可以參考我所寫的沙拉和醬汁，加上含油脂魚類和溫熱的穀類（例如：昆諾亞）。對於醋的功效，我建議用檸檬和萊姆來取代，畢竟這兩樣水果能夠促進內分泌運作的功能已經被證實。如果一定要買醋，注意要挑有機製造的、非小麥製的、非過份發酵的、蘋果醋之類的去購買。在每餐前先吃過一份田園沙拉，再向你最愛的蛋白質前進。非吃澱粉不可時也要挑蛋白質豐富的穀類來食用。

現在你對所有的飲食法都瞭若指掌了，或許你正想著怎樣在生活中實施；下一章就讓我們來看看更多天然的營養補充品。

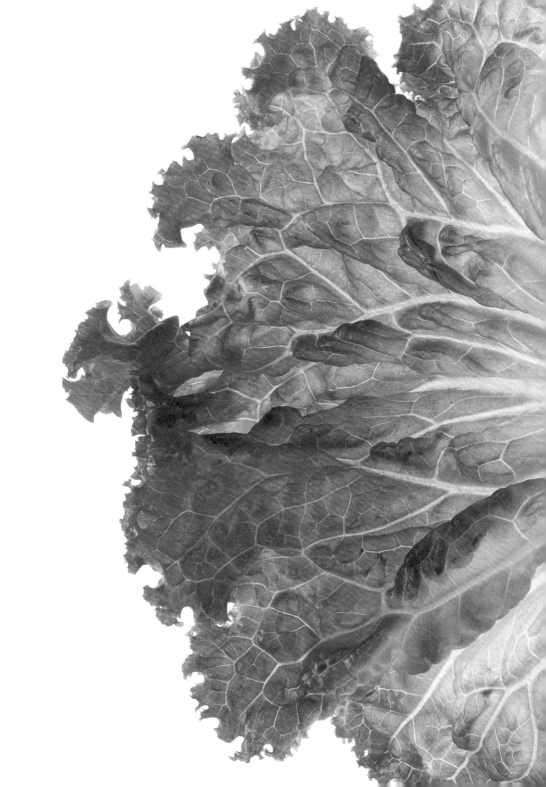

飲食搭配的小祕訣

· 一天的開始以新鮮檸檬汁加熱水，來喚醒肝功能。

· 先吃水份最多的食物，以此類推。

· 少吃一點，以節省消化時所需要的精力。

· 實驗證明小白鼠可以因為減少卡路里攝取量而活到兩倍歲數。

· 日本琉球的人瑞比西方人一天要少吃17%~24%。（他們的
  人瑞數量是任何人種都比不上的。）

· 一天一頓主食，兩份點心。

· 吃到八分飽就好，等個三十分鐘或許你根本吃不下了。這樣可以幫
  助你一天少攝取二到三成的熱量。

· 讓自己一週安排一頓流質食物，讓消化系統好好休息。自然的蔬菜
  湯和水果奶昔都是好選擇。

· 只吃平常食量的三分之一。

· 一週少吃幾餐。

· 晚上七點之後不吃東西。

· 進食間不喝飲料，以避免影響酵素的分泌。

· 細嚼慢嚥是重點，不能順利消化也就不能順利吸收營養。

· 在餐廳用餐時，你發現沒有麵食實在不行，那麼要確定你身邊有油
  脂：奶油、橄欖油或是帕米森乳酪等。脂肪可以有效減緩澱粉吸
  收、血糖上升，還有糖化反應。

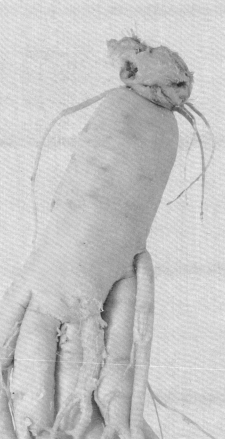

適量補充魚油

適量服用魚油對去病防老的確有功效,尤其是對腦部特別有益。

延壽又低脂的枸杞

多食枸杞可降低血壓、降血糖,並增強免疫力,更有延緩衰老的功能。

螺旋藻增強免疫力

對超過五十歲的人而言,螺旋藻是最佳的抗老並增強免疫力的補充品。

第七章
抗老營養補充品

營養完整的蜂蜜花粉

花粉為雄花之精子,含有大量的綜合維生素,是天然食品中最齊全、最完美者。

神祕印加人蔘:瑪卡

瑪卡含有高單位營養素,以及能快速增強體能的特性,為美國 NASA 太空人必備的營養補充品。

抗老新生力軍:免憂足

免憂足是天然木瓜酵素製品,可讓你充滿精力、擁有彈性光滑的肌膚,重回青春時期的光采!

講到維他命等食物之外的營養補充品，我可能得另外寫一本書才能介紹詳盡。不過根據我和一位執業醫生深入談話的結論是：大部分的人（特別是老年人）吸收化學合成的營養補充劑類，效果遠不如直接攝取來自天然食物的相同營養素。所以我在這邊提到的營養補充品，除了降低同半胱氨酸（Homocysteine-Lowering）的助劑之外，我建議各位服用的魚油、枸杞、螺旋藻、花粉和瑪卡等營養品，通通都是富含生機的天然食物。

然而一個必然的事實是：無論你吃了多少蔬菜和生機果汁，還是有部分特定營養是永遠攝取不足的；所以我個人的建議清單，都是來自本人行之有年的抗老飲食經驗，希望各位也能將它們納入菜單中，幫你減緩生理時鐘的運轉。那些食物都是我對自己的保養機制，少了這些補充品，我的生活將會產生很大差別。

這章裡提到的前三項營養品：魚油、枸杞和螺旋藻都是天然的食物，可以補充所有種類的維他命、礦物質、氨基酸等人體所需要的營養素；如果你吃素或是正在奉行生機飲食法，這三項營養補充品是最基本且不可汰換的。對其他人而言，更是可以取代各式各樣昂貴補品的好東西，而且是更容易消化吸收的首選！

適量補充魚油

為什麼魚油會被列在這裡，我相信大家都再清楚不過了，許多研究均對魚油中的 EPA 及 DHA 抱持肯定的看法，例如：可以平衡一般膳食中，過量攝取 Omega-6 脂肪酸（主要來源為植物油）的缺點，提供重要的營養所需。然而要注意的是，其防止動脈硬化的機制是以防止血小板凝集為主，因此也會帶來出血時較不易止血的副作用。另外，多元不飽和脂肪酸容易劣變而產生自由基；若體內的營養不均衡，反而會有破壞體細胞之虞。

魚油 Omega-3 不飽和脂肪酸中的 EPA 和 DHA，經學者的研究與

業者的推廣，成了降血脂、防癌、抗過敏、控制發炎症的仙丹妙藥。有的研究也發現魚油對控制血脂的反效果是：在攝取大量膽固醇之後再攝取魚油，會升高俗稱「壞的膽固醇」的濃度，甚至加速氧化，使得LDL更容易破壞血管內皮細胞，而增加動脈血管粥狀硬化的危險性。

　　另外還有研究也指出，服用魚油期間若仍然保持吃魚習慣，膽固醇的降低就會非常明顯。如此看來，魚肉中的其他生理活性因子，及海鮮本身的營養價值（例如：完整的蛋白質及微量營養素等），才是促使 EPA 及 DHA 發揮生理作用的關鍵因素。因此，美國心臟學會鼓勵大家吃魚，卻並不主張補充魚油製劑。有人在大吃大喝之後，會來一、兩顆魚油，認為吃過魚油就不必節制飲食，這就是受到誤導的結果，相當危險。

　　適量服用魚油對去病防老的確有無庸置疑的功效，尤其是老年人的腦部：根據倫敦大都會大學的人類營養和大腦科學協會（Institute of Brain Chemistry and Human Nutrition）的腦科專家麥可‧克勞馥（Michael Crawford）教授的說法：「DHA 對大腦的重要性，如同鈣質對骨骼的意義是一樣的。」

魚油的營養

· 對眼睛有益的維他命 A。
· Omega-3 不飽和脂肪酸對心臟、關節、大腦的好處甚多。
· 促進免疫系統的鋅。
· DMAE（Dimethylaminoethanol 二甲氨基乙醇）能防止老人斑的堆積與生成，更能緊實你的肌膚。
· 含有使 DNA 健全的核酸。

如果負擔得起，盡量購買品質最好的魚油來吃。便宜低價的魚油，品質多半不太穩定，甚至含有化學成分和毒素。品質純良的魚油一般是液態的，但我個人的意見是：液態魚油很難完整吞嚥下一整匙。那會讓我想起小時候，被媽媽強迫吞食鱈魚肝油時，聞到那股腥臊難嚥味道的痛苦——儘管目前的我對媽媽充滿了感激！

那是兩種不同的東西：魚肝油雖然和魚油一樣具有維他命 A、D，微量的 EPA 和 DHA，但那是不夠的！畢竟肝是解毒的器官，魚肝油多少還是含有會危害人體的毒質。魚油來自魚身，有較多 EPA 和 DHA，而且目前沒有聽說過魚油會產生任何問題。我建議的服用量是一天至少兩顆 1000 毫克的魚油膠囊，多吃無益。

延壽又低脂的枸杞

枸杞果又名枸杞子，紅潤甘美，味同葡萄，可作果食。以中國大陸寧夏、甘肅省生產的品質最優。枸杞可分為三個部分來使用：枸杞葉可以用來泡「枸杞茶」飲用；紅色果實「枸杞子」可以用於做菜或泡茶；枸杞根又稱為「地骨皮」，一般是拿來當作藥材使用，因此稱得上是物盡其用。而且長期食用枸杞或飲用枸杞茶，也不會有任何副作用。

根據研究，枸杞果實和根葉含有甜菜鹼、多種不飽和脂肪酸、維他命 B_1、B_2、C、胡蘿蔔素以及微量元素鈣、磷、鐵等，甜菜鹼有抗脂肪肝和保護肝臟的作用。多食枸杞有降血壓、降血糖的功效，還能使機體 T 淋巴細胞增加，增強免疫功能，所以有延緩衰老、抗老的功能。這些可愛的小小紅莓果實是如此多效用，難怪又被稱為「快樂莓」（Happy Berries）。一天一小把枸杞子，讓你開心延壽又低脂！

小小的枸杞子營養豐富，可以取代抗氧化劑 A、C、E，還含有維他命 B_1、B_2、B_6，以及 21 種礦物質，例如：鋅、鐵、鈣、硒等，

也是低血糖的補充品及安眠藥，更可以替代紫錐花（Echinacea）、牛奶薊（Milk thistle）及貫葉連翹，發揮一定的安神作用。

螺旋藻增強免疫力

螺旋藻（spirulina）是我外出時不可或缺的良伴，只要簡單六顆就足夠應付人體一日營養所需。特別是全力衝刺工作所需的精力，也都可以獲得完整補充。對超過五十歲的人而言，螺旋藻是最佳的抗老並增強免疫力的補充品。即使為了方便食用而加工成粉末或藥丸型態，但那還是我認為最天然的保健食品。

螺旋藻是一種藍綠色的水藻植物，雖是低等生物，不過含有豐富的植物性蛋白質（高達68%）。在其所含的十七種氨基酸當中，具備人體所必需的八種氨基酸。螺旋藻還含有豐富的維生素 A、E、B_1、B_2、B_6、B_{12} 等，以及鉀、鈣、磷、鎂、鐵、碘等礦物質。其中鐵的含量是其他食物的十二倍，β－胡蘿蔔素比胡蘿蔔的含量還高出十倍以上，故有促進人體新陳代謝、調整體內酸鹼度的作用。此外，螺旋藻還含有大量的葉綠素，為普通蔬菜含量的十倍以上，故可促進淨化血液和增加造血功能。

由此可見，螺旋藻有這樣與眾不同的健康營養價值，確實能增強人們的代謝免疫力、體力耐力；即便是對有慢性病症，例如：心臟血管疾病、肝病、糖尿病、腎病、皮膚病、內分泌系統失調、貧血等的患者，都是很有幫助的。

除了上面所提到的種種營養，由於螺旋藻的細胞壁中，纖維素含量極少，故不需經過加工即可被人體消化吸收，其消化吸收率高達86%以上，對兒童、中老年人和病人都是很理想的功能性營養食品。

如果這樣大自然的奇蹟食品還不足以說服你，下面有一些食用螺旋藻的功效，可以讓你大吃一驚：

⊙減肥：

螺旋藻作為減肥食品在美國、歐洲等國家已經蔚成風潮，方法是在進食前三十分鐘或是一小時服下數克螺旋藻，即可抑制食欲，進而使食量減少，從而令身體不缺乏營養，又可減少熱量的攝取而達到減肥的目的。

⊙**精力、耐力與持久力**：螺旋藻屬於鹼性食品，對保持人體血液正常呈弱鹼性、消除疲勞有特效，對提高運動員的耐力、爆發力、促進運動員的身體機能有明顯的效果。有不少國家已指定螺旋藻為運動員的必用或專用營養補充品。

⊙**恢復力**：藍藻蛋白能提高淋巴細胞的活性。淋巴系統的一般功能是保持人體組織的健康，保護其不受癌症、潰瘍、血栓和別的疾病的侵襲。可見藍藻蛋白不僅能夠局部對付癌症，還能通過淋巴系統全面增強身體的抵抗力。所以慢性疾病患者多吃螺旋藻，好處多多。

⊙**對老年人的身體保健**：在日本，螺旋藻消費者的73％是五十歲以上的人，其中 57％是婦女。有調查數據顯示當地老人食用螺旋藻，45％是針對特定的病症，28％用來保持身體健康，而 12％是用來作為營養補充。在針對特殊病症的人當中，22％是為了穩定血糖，15％是為了眼睛的健康，14％則是為了解除便秘。日本的老年人不把螺旋藻看作是一項短期的治療措施，而是為了保持長期的健康而持續食用，其結果是他們的醫藥費比美國人低得多。

⊙**皮膚健康**：螺旋藻的 β －胡蘿蔔素可以減輕婦女經前綜合症，長期服用有去除臉部老人斑和黃褐斑的作用，目前已廣泛添加到美容食品當中。愛美的人別忘記要經常且持續地補充螺旋藻。

⊙**骨骼健康**：螺旋藻的鈣質含量比任何天然產品都還高，多吃對骨質不錯，比較不會產生骨質疏鬆。

夏威夷產的天然螺旋藻是採用夏威夷海平面 600 公尺以下的海洋深層水培養出來的優等有機螺旋藻，蘊藏著奇妙又特殊的營養物質，

也是品質最純正的螺旋藻類。進食後或進食中配上溫水吃六顆，或是加入飲料中，最適合的飲料是柑橘類果汁，例如：柳丁汁一類的。其實還有不少藻類對我們人體的好處甚多，但是在有限的預算以內，我只推薦自己定期食用並且深深體會到其中益處的種類。

營養完整的蜂蜜花粉

蜜蜂花粉含多種營養成分，各成分含量均衡，營養素總量遠比一般食品為高。早期曾經因為花粉壁極為強韌，是否能夠為人體所消化吸收等問題，不斷引起專家們的論戰與爭議，如今已有生物檢定報告證實，蜜蜂花粉不但可以被人體消化吸收，而且消化吸收率高達百分之八十以上。證實了花粉對人類營養均衡及身體健康頗有助益，重要的是花粉嚐起來的滋味不錯。

一天吃一茶匙，或是加入蜂蜜以溫水沖開飲用，一天所需的微量元素就通通足夠了。花粉為雄花的精子，內含大量的綜合維生素，是天然食品中營養成分最齊全、最完美的；而工蜂在花穗裡擷取花粉後，是倚靠前中足協助放置於後足間的花粉籃裡，在不傷害花粉的同時，帶回蜂巢作為蜜蜂的糧食，及成為製造蜂王乳唯一不可或缺的原料。當你在吃蜂蜜花粉時，等於直接吸收到完整的植物養分。

花粉的成分包括氨基酸，而部分以游離氨基酸的形式存在，可以直接被人體所吸收。其必需氨基酸約為牛肉、雞蛋的五至七倍，維生素含量比蜂蜜高出一千倍，可說是一種天然的多種維生素濃縮物；而亞油酸和亞麻酸，占不飽和脂肪酸的百分之六十以上，此外還含有豐富的微量元素等等。上述營養成分對人體新陳代謝都有重要的調節作用。不過花粉中含有招致過敏的成分，最好從少量食用開始，每天一點點。這些金黃色的細粒對你身體的幫助，將在持續食用三個月以後明顯看出來。

神祕印加人蔘：瑪卡

瑪卡（Maca）是秘魯國寶級的一種人蔘級草藥，生長在南美洲安地斯山區海拔四千公尺以上的高原上，日夜溫差達三、四十度，長期冰雪覆蓋，有時又雨水全無、乾燥異常，不但沒有肥料，連最基本的氧氣都極為缺乏。生為高冷十字花科植物，瑪卡可供食用的地下根部分碩大似蘿蔔，不過不像它在英國的親戚：高麗菜、包心菜、甘藍之類的，瑪卡含豐富的營養成分和微量元素。

數千年來瑪卡一直被印加人看做是安地斯山神所賜的禮物；也被用來當成祭拜山神的祭品。由於當地環境十分惡劣，食物也極度缺乏，當時印加人在將瑪卡當成裹腹的食物之際，意外發現它還可以有效地增加體力、增強耐力，以及具有抵抗疲勞的功效；印加人就靠著瑪卡補充能量，軍隊個個體格強壯，並建立了空前絕後的印加大帝國。

瑪卡果實長在地底下幾公分的地方，遠遠看去就像是在天地交會之處。在這麼惡劣的環境下依然能夠存活下去，必須要能儲存巨大的能量並吸收天地之間的靈氣，方能結成果實。而果實採收後，土地必須休耕十年，經過飼養動物堆肥後才能再種植。

瑪卡含有高單位營養素以及能快速增強體能的特性，如今已逐漸廣布國際市場；在美國營養品市場上最具知名度的兩項產品「人蔘及銀杏」，也比不上瑪卡竄紅的知名度。美國太空總署將瑪卡列為太空人執行任務時的必備食糧，因為在那麼重要且危險的太空任務中，必須經常保持充沛的體力、維持頭腦清晰，反應能力也需處在最佳狀態中。

對中老年人而言，瑪卡幫助我們身心重獲精力，還有促進生殖力和性慾等功能，連女性更年期的荷爾蒙失調問題也能得到顯著的改善。對於解決疲倦、壓力、失眠等長期困擾我們的問題也很有幫助。最最重要的是，它很溫和安全──舒緩很多我客戶的更年期症狀，例如：熱潮紅、陰道乾涸等問題。對我們這些步入中年的女性而言，變

成不得不吃的保養品。

一天吃一到二匙，可以加在蘋果汁、小紅莓汁、鳳梨汁當中，用果汁機打個幾秒；或是灑在早餐穀片裡、加在湯裡；也可以跟我一樣，加在新鮮優格裡，混合枸杞和花粉，一大早食用，讓你健康滿滿，活力多多！

以上都是我所推薦的抗老食物，各位可以視自己的需要和預算，選購其中幾項產品，做為自己的最佳營養補充品。

抗老新生力軍：免憂足

我還想分享一個大補帖給各位，它幫助我度過一次又一次疲憊和虛弱的經期。你或許會考慮一年吃個幾次，讓自己的免疫力得到強化、肌膚緊實滋潤。那是近年來在報章雜誌，得到史無前例褒獎頌揚的抗老補品——免憂足（Immun'Age）。它被形容成鎖住青春的奇蹟，但這奇蹟貴得嚇人。

免憂足是粉狀的補品，成分是百分之百天然木瓜酵素製品（FPP，Fermented Papaya Preparation），保證讓你充滿精力、肌膚有彈性、皺紋減少、重回青春時期的光采！在媒體報導下，宣稱有許多好萊塢的藝人和英國的演員歌星等都吃過，而且不斷接到迴響。

免憂足是個特別讓人信賴的營養品，在背後有超過三十個科學家的實驗證明與背書。在日本已經風行十餘年，在法國也頗受歡迎——這兩個都是護膚美容行業最發達的國家。其原料來自木瓜，緩慢發酵幾個月之後，木瓜會乾透，之後再研磨成粉狀。這樣高度抗氧化的植物營養素粉末，可以直接噴在嘴裡融化（最好噴在舌頭下），再吞下去。這也是我出門在外非帶不可的補給品之一，方便攜帶又容易服用。

科學家發現，這種木瓜發酵製品含有對抗人類老化的主要元兇——氧化的壓力或是免疫能力退化——的成分。研究人員發現，將木

瓜和特定種類的酵母菌混合，再用日本傳統的發酵技術釀造之後，天然木瓜酵素製品免憂足就生成了。你應該會想起類似的釀造發酵技術，它應用在我們熟知且常吃的味噌和天貝（tempeh）等發酵食物上。天然木瓜酵素經過嚴密精確的實驗，證明它確實是超強的抗氧化劑，能有力增強免疫系統，這也是日本人長壽的秘訣之一。

　　自由基造成的氧化反應是臉部肌膚老化的第一殺手，一旦氧化反應被預防了，青春肌膚便會自然而然地留步；天然木瓜酵素含有特殊有力的抗氧化物，可以更新被傷害的細胞；更新的原理是激活、參與超氧化物歧化酶（SOD, Superoxide Dismutase）和含硒酵素（GPX, glutathione peroxidase）的作用，這兩者都是抗氧化系統裡使氧化自由基減少的傳統成員。到目前我所講到的抗老食物中，幾乎都不含超氧化物歧化酶，而那正是幫助我們對抗老化的高手之一。既然人變老，主要決定在氧化的程度，那麼服用免憂足正好可以抗氧防老。

　　免憂足一個月的份量就要花費四十英鎊，其實你一年只要吃個三到四個月就夠了。這個夏季，我花了五天為了一個節慶活動在外宿營，睡眠不足、傷風感冒、骨頭疼痛，過的是種嚴重打擊免疫系統的生活方式。後來我在活動期間一天吃兩次木瓜酵素，等我回家時，不過像得了場小感冒一樣，很迅速地就讓體力恢復過來。

　　以上就是我給各位建議的營養補給品。綜觀我所提出的營養補充品建議清單，都是值得讀者考慮食用的，但並非一定要買，這些營養補充品是我本人天天食用，並且獲取足夠營養補充的經驗累積。其實在網路和藥房，你都會發現有更多的選擇。

健康亮麗的外表

整體外型所呈現給人的第一印象是相當重要的，

這裡說的不是容貌漂亮或俊美與否的問題，

而是平日如何從頭髮、眼睛、耳朵、牙齒、臀、腿等

部位做好保養，呈現出健康亮麗好氣色的問題。

內在器官也要保養

身體就像一個工廠，內部擁有各種器官設備。

唯有各種器官正常運作，充分發揮相關機能，

才能常保身體的健康。

我們分別從心臟、肺臟、乳房、胃腸、

肝臟、膀胱、骨骼及淋巴腺著手，

探討如何做好內在器官的保養。

第八章
窈窕的體態

在抗老工程中，可以在某個回合贏得不費吹灰之力的，當然就是自己身體外觀的保養工作了。只要肯用心下苦工，鞏固基本盤不是個問題。以下分別從外在部分及內在器官一一向讀者介紹，究竟該如何保養才是最正確的方法。

健康亮麗的外表

整體外型所呈現給人的第一印象是相當重要的，這裡指的外型說的不是容貌漂亮或俊美與否，而是平日如何從頭髮、眼睛、耳朵、牙齒、臀、腿等部位一一做好保養，呈現出健康亮麗的好氣色。

◎頭髮的保養

隨著雌激素的分泌減緩，我們的頭髮會變得稀薄，髮質粗糙且缺乏光澤，所以白髮的產生正是人體老化的代名詞。倫敦髮理學家協會的約翰‧曼森（John Mason）解釋說：「髮量減少的主因之一，是甲狀腺素運作遲緩所致。」這點通常可以透過礦物質碘的補充來調整。雖然我還沒有發現一個可以完全抑制白髮生長的辦法，但是用小麥草汁洗頭是個不錯的秘方；不過得要花二十一天才能讓小麥草汁發揮一定的功效，所以記得要多點耐心。

⊙螺旋藻可以減少掉髮

要刺激毛髮生長，螺旋藻是個好幫手。它讓我已然豐厚茂密的頭髮還有指甲長得更快了。甚至白髮冒出頭的生長周期，由原本的一個月延到六個星期。螺旋藻已經含有足夠的鉀，你還可以再加一點海草補充品或是海帶製品在食物中，有助於甲狀腺的運作、強化髮質和指甲。

蕁麻葉茶含豐富維他命 C 和天然矽，對頭髮生長有相當程度的幫助。多吃點芽菜，任何幼苗狀的蔬菜（包括小黃瓜），都含有二氧化矽的成分，對掉髮都有預防的功效。

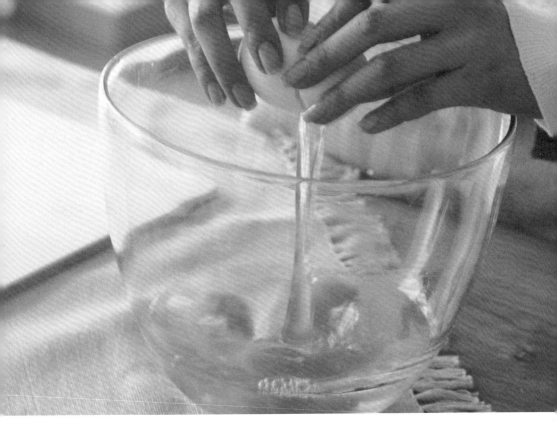

⊙蛋黃可護髮

對護髮而言，蛋黃可謂第一聖品，因為蛋黃富含卵磷脂，還有幫助髮質細胞強壯的氨基酸。盡可能用數個蛋黃取代日常使用的護髮用品，重要的是在釋放出營養素之後，一定要記得用冷水沖洗乾淨。

⊙接骨木花鎖住水分

將接骨木花水（Elderflower Water）或接骨木花茶包浸在溫水裡，然後用這盆溫水來滋潤修護洗過的頭髮。接骨木花的成分有助於鎖住水份，讓髮絲的天然水份不致流失。多點必需脂肪酸成分的製品更好，那是預防人體皮膚和頭皮乾燥的好東西。

⊙檸檬汁洗去油頭

檸檬汁是個不錯的潤髮乳替代品，檸檬酸會將頭髮的油分沖掉；

當然，果醋（cider vinegar）也是不錯的修補物，可以平衡頭髮的 PH 質。在500ml的清水中加入滿滿兩匙的醋，洗完頭髮的最後一個步驟就是用這醋水沖頭，可以幫助髮絲柔順光亮，減少頭皮屑的產生。

⊙甘油使髮色增亮

想要擁有一頭柔柔亮亮、閃閃動人的秀髮，可以在半杯玫瑰水中加入一茶匙市售的甘油（glycerin），將它噴在微濕的頭髮後梳理即可。如果可以，最好將平時用的染髮劑換成天然有機成分的染劑。最近研究調查顯示，超過十年長期使用染髮劑的人，特別是使用深棕色和黑色的人，比一般人得非何杰金淋巴瘤（Non-Hodgkins Lymphoma, NHL）的機率要高四倍之多，天知道還有什麼其他疾病會伴隨頭髮的染劑出現，還是少用為妙。

◎眼睛的保養

我還沒試遍所有保養眼力的辦法，不過以下的方式的確拯救我日漸退化的眼睛。請讀者參考一下，就算不能永久改善視力，也能保持現狀，讓視力不再惡化下去。

1. 戒煙：煙草燃燒後的千百種毒素都對眼睛造成傷害（我的半瞎眼就是最佳的證明！）。

2. 晴天記得戴上太陽眼鏡。

3. 每天喝兩公升的水。

4. 照養生飲食法進食，並且增食抗氧化成分的漿果類，例如：降眼壓的小藍莓；還有含 β-胡蘿蔔素的水果類，連續三周天天飲用胡蘿蔔汁之後，我的視力大幅增加，眼鏡必須重配，連驗光師都嘖嘖稱奇，不敢置信！螺旋藻和枸杞都含有極高的 β-胡蘿蔔素，厭倦胡蘿蔔的人可以有別種選擇。

5. 純化葉黃素（Lutein）與玉米黃素（Zeaxanthin），這二種營養

素也可以當成視網膜中自由基的清道夫；這兩種成分在深綠蔬菜中也有，例如：菠菜和甘藍菜，蛋裡面也有。還有更多市面不易購買得到的天然產品，含有對眼睛極佳的營養成分，例如：銀杏（Ginkgo biloba）、歐洲藍莓（Bilberry, 即俗稱的山桑子）等，只有在網路或特定的有機食品店裡才可以看到。

6. 每天運動可以幫助攜帶有氧血液到達眼部，供給老化中的眼睛細胞。

7.好好照顧肝臟，相對地，肝臟健康也會讓眼睛健康（請看保養肝臟的章節)。

8. 每天用蓖麻油（castor oil）抹在眼睫毛上，有助於睫毛的增長濃密。

9. 快速舒緩浮腫的雙眼：用泡過的綠茶包敷眼是最好的良方。

10. 定期做眼睛檢查：定期驗光做視力檢查，眼科醫生會找出更多除了視力減退之外的眼睛問題。青光眼、白內障、糖尿病、膽固醇過高等等毛病，都能在檢查虹膜時看出來。

如果你的工作和電腦息息相關，試著每三十分鐘休息一下，盡可能地多看遠方，讓眼睛休息一下。經常讓視力的焦點遠離螢幕。當我們試著過過捕獵式生活，我們的視力長期都會維持在放鬆狀態，。

◎耳朵的保養

大部分年老時會得到的耳疾，除了失聰就是耳垢所導致的重聽。不要天天用棉花棒或是硬物去掏耳朵（甚至戳進去），是一般人都具備的常識。大部分的醫生和護理人員都同意，用橄欖油倒進耳道去軟化耳垢，再任污垢隨著油流出耳朵外是最安全的清潔耳朵的方法。所以每三周試一次這種清潔方式，會讓你的耳朵沒有負擔。長期的慢性耳疾，與過度食用小麥、牛奶、玉米、蛋、大豆、糖和酵母脫不了關係。請注意！抗老飲食方法會因為飲食上的節制和規律，讓你跟這些耳疾

道別。習慣聽隨身聽、耳機之類的朋友們，請把音量調低，還有常上舞廳、酒吧等這類音樂震天響的地方，也一樣要注意耳力的變化，該是帶耳罩來保養耳膜的時候了！當然，這樣的決心會隨著年齡而增強。

◎牙齒的保養

我們有三十二顆牙齒，如果不想在年紀一到時就換上醜陋的整副假牙，你必須小心翼翼地呵護保養自己的牙齒。隨著老化，支撐牙齦的肌肉也會跟著鬆弛。我的牙醫告訴我，人們掉牙，導致要戴假牙過活，多半是肇因於二種因素：牙周病（Gum disease）和牙齒爛光了。照著抗老飲食法，我們的牙齒不會爛光，因為多纖食物可以幫助清潔牙齒。不健康的牙齒會導致不健康的身體，因為無法適當地咀嚼食物，會使身體吸收不到足夠的養分。

牙齒保養小秘方

· 糖果會破壞牙齒的琺瑯質，請戒口。

· 糖分高的水果和果乾對牙齒的威脅跟糖果沒啥兩樣。

· 煙草裡的化學物質、煙、焦油會讓牙齒堆積黃垢，還有身上散發出難聞的氣味。

· 呼吸中帶臭味有可能是耳朵、鼻子或者是喉嚨出問題。如果你有這樣的困擾，也吃過類似殺菌劑來改善消化問題，常用溫鹽水漱口會有所幫助。

· 咖啡和茶都對潔白牙齒不利，一天限量一到兩杯。

· 可能的話，刷牙同時多多按摩牙齦幫助排毒，還能促進血液循環。

· 半年給牙醫徹底檢查一次，三個月去家庭醫生那邊檢查身體。

· 如果牙齒已經黃到一個程度，考慮去漂白吧！許多開架式的潔牙產品在超市或藥妝店都可以買到，或者乾脆去詢問牙醫的建議。

· 維他命 C 有抗氧化功能，也對牙周病有療效，所以請多吃水果。

不用牙線潔牙對你會有致命的影響。希望這樣聳動的警告，會讓你的神經系統為之一驚。我的牙醫警告我：如果存在牙齒和牙齦中間的殘渣不仔細清除，這些發酵的細菌會順著血液直達心臟，造成病毒性心臟疾病。通常在牙周病發、牙齦開始出血的時候，才會有這樣的危險。但危險就是危險，特別是中年之後抵抗力變弱，更是不可不謹慎。刷牙之前習慣用牙線清潔過，但通常我們會累得直想虛應故事，趕快上床，使得刷牙變成漏洞百出的虛應工程。

燃燒脂肪的妙方

· 不喝含氣泡的飲料，即使是氣泡水也一樣。氣泡讓細胞肥大充氣，容易造成浮腫。

· 試試海帶裹身的燃脂法，美容沙龍表示，海帶裹身的燃脂法對於幫助流汗、排毒、保養一小時的即時效果，是可預見的。

· 淋巴排毒的手法（MLD, Manual Lymphatic Drainage）是很溫和的按摩方式，一堂課就可以秀出效果來。跟居家鄰近的美容沙龍諮詢一下吧！

· 定期的芳療按摩也有助於排毒減肥。

· 多多洗冷水澡。

◎臀與腿的保養

所有的女人都會抱怨，她們的大腿長了贅肉或者出現橘皮組織，除非我們都有心跟瑪丹娜一樣致力於健身，否則那些徵狀都是無法避免的。我個人以為贅肉或者橘皮組織，都和手臂上的蝴蝶袖一樣，是新陳代謝不良、毒素累積的結果，並非單純的脂肪堆積。肥胖細胞喜歡和毒素為伍，一起堆疊在大腿後側、臀部下方。看看那些妙齡女子，她們固然有的人擁有穠纖合度的身材，但在大腿上會出現橘皮組織的，應該多半是老煙槍或者是靠垃圾食物裹腹的人。

　　除了節食之外，還可以靠運動來改善我們的臀與腿的外觀。運動的種類很多，如果你把目標鎖定在肥胖的大腿上，最好是選擇一種以鍛鍊雙腿為主的運動。因為活動大肌肉（大腿和臀部肌肉）可以增加熱量的總燃燒量。鍛鍊大腿和臀部肌肉的最佳運動是步行、騎自行車（包括室內自行車）、越野滑雪、爬樓梯等。

　　專家們認為跑步能消耗脂肪，但對腿粗臀肥的人來說，他們可能會覺得跑步很吃力、很不舒服，不想堅持下去。因此，把步行和跑步相結合在一起是一個好方法。以步行為主，途中作幾次短距離的跑步，每次跑個一、兩百米，等到習慣之後，再逐漸地把跑步的時間延長即可。

　　游泳是很受歡迎的健身活動，如果想在游泳池中運動雙腿，可在淺水的一端跑步，或者穿著救生衣在深水的一端做跑步動作。水的阻力會使雙腿活動比較費力，卻不會像在地面上跑步那樣須承受較大的震盪，因此是減去腿部和臀部脂肪的最好方法。

　　當我們年過四十，那些賞心悅目但不實穿的高跟鞋等，就對著我們的雙腳敲起喪鐘。根據足部專科醫生寶琳‧寇德威（Pauline Caldwell）表示，那些腳指頭內側腫脹、指甲增生、雞眼和起繭等雙腳問題，都是因為我們長期將腳擠進不合腳的窄鞋裡所導致的結果。而隨著年齡增加，體重過重也會造成腳掌壓力過大；肥胖者更可能會讓腳踝乾裂，甚至出血。

　　由於雙腳離我們的頭部最遠，我們會越來越看不到它們，一方面是距離，一方面是心理上根本忘記要照顧這雙腳。當然也有可能是小腹擋住了我們向下看的視線，也或許是我們的身體已經沒有那麼柔軟，可以彎下腰來仔細看看雙腳的情況。

　　在專業的美容沙龍做足部護理是種風尚，但所費不貲。但我現在固定到一家有專業證照登記的手足內科診所，去處理我指甲向內生長的問題。定期去拜訪這些專業人士是我抗老計劃的一部分，讓我的腳

Ｙ子永遠處於乾乾淨淨的狀態。任何年過四十的女性要多愛自己一點，就是要定期向外尋求助力，尤其是有慢性疾病像糖尿病之類的人。

內在器官也要保養

身體就像一個工廠，內部擁有各種器官設備。唯有各種器官正常運作，充分發揮相關的機能，才能常保身體健康。讓我們分別從心臟、肺臟、乳房、胃腸、肝臟、膀胱、骨骼及淋巴腺來檢視看看，如何做好我們身體內部器官的保養。

◎心臟的保養

動脈就是我們實際年齡的寫照與縮影。年過四十之後我們都會感受到心跳減緩了 20％，因為心臟幫浦已經開始慢了下來，心血管變窄、動脈壁硬化，有四成以上的人過了中年就會血壓竄高。有15%的

預防心臟疾病的小祕方

- 多食用富含葉酸的豆類，預防動脈血管堵塞。
- 少吃紅肉，素食者罹患心臟疾病的機率比肉食者少三成。
- 確認自己吃了夠多的排毒食物，足以保護心臟、腦部和皮膚。
- 一天吃一瓣新鮮的大蒜，可以幫助減低膽固醇。
- 卵磷脂也有助於預防油脂堆積在動脈壁上。
- 減少不飽和脂肪的食物，例如：乳酪、豬油、牛、羊油、培根肉和人造脂肪如乳瑪琳等。
- 崇尚清淡口味。加太多鹽在食物裡會讓你血壓升高，甚至中風。
- 魚油裡的 Omega-3 不飽和脂肪酸中的 EPA 可預防高甘油三酸酯血症，保持血管壁的彈性，降低血壓。
- 多喝綠茶。
- 多做運動以減輕壓力。

女性在更年期前比男性的膽固醇低，但過了這段期間之後，問題的嚴重性就沒啥不同了。

心血管疾病專家說，要多注意動脈血管的累積情況，這麼做可以預防老人癡呆症。我們需要乾淨清徹的動脈血管，來幫助攜帶養分到人體的各個器官，讓我們活得既健康又有活力。

◎肺臟的保養

呼吸空氣是再自然不過的生理反應，一分鐘十六次，一天吸入一萬三千五百公升的空氣。但是大部分的人都沒辦法做到深層呼吸，也就是說我們天天每分每秒在進行的呼吸動作，是無法提供細胞足夠氧氣的呼吸法。但呼吸的品質與年齡有直接的關係，年紀越大就越需要含氧的空氣，來供應含氧血液給人體各部分。學習瑜珈呼吸法是當下必須學會的，仔細看相關的章節並且立刻開始實行。一旦呼吸到足夠的氧氣，我們的肺臟就會幫忙攜帶氧氣到血液裡去，讓肺臟運作的同時也同時做到保養與維護。

◎ 乳房的保養

乳癌是現代女性最主要的致命死因，一個月可以有上千個死亡病例發生。然而一般大眾也逐漸接受，至少有三分之一的癌症死亡病例是可以預防並且獲得有效控制的。許多專家研究後證明，改變部分的生活模式可以減低罹患癌症的機率，而這些改變不外乎我們熟知的：健康的生活方式，包括節制飲食、少飲酒、避免吸煙、規律的運動和減輕壓力等等。

◎ 胃部的保養

消化道是條長長的管道，自嘴巴到結腸，與皮膚肌肉一樣，這個系統的運作會因為老化而容易出現問題，許多人在年過四十五到五十五歲之後，因為消化液的分泌量減半，而開始出現消化不良的症狀。

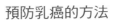

預防乳癌的方法

· 完全戒煙。

· 動、動、動！一週至少運動三到四小時。

· 學習瑜珈或太極，並認真將之視為殺時間時的減壓活動。

· 自來水煮沸後飲用、少吃紅肉和乳製品；減少多餘的雌激素和荷爾蒙，那些食物通常含殘餘化學成分和激素。

· 一週不喝酒超過兩次。

· 永遠遵照抗老飲食法，因為那也是抗癌的飲食方法。

· 減肥，並且努力不復胖；乳癌患者多半肥胖。

· 不吃過鹹或加醬油過多的食品。

· 固定時間做自我的內心省視，加強意志力。

· 乳房外觀有異狀時立即就醫，多注意自己的胸部。

以下有幾點保護腸胃的小提醒：

1. 脹氣：出現這樣的徵兆時，最好的解決之道是暫時不要再進食；禁口可以先行清理腸胃，就讓自己錯過幾道美食吧！

2. 咀嚼：將食物盡可能的咬碎，想像自己每口食物都磨碎十五到二十下；咬得越多下，對人體的消化吸收就越有利。

3. 試著服用消化酵素或是在餐前吃一些苜蓿芽沙拉，當身體的消化液分泌不足時，就只能藉助一些外力的幫助了。我帶著我的消化酵素兩個月跑遍全世界，沒有一天出現脹氣或便秘的困擾。你可以選購含鳳梨酵素的產品，那對中老年人的身體最好。

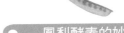

鳳梨酵素的妙用

鳳梨酵素（Bromelain），是從鳳梨中得到的濃縮酵素，據稱可以溶解阻塞血管而引起腫脹的纖維素沉積物，可做為消炎輔助劑。

4.當你感到緊張和有壓力時，先別進食。壓力對消化系統的運作有很大的影響，會導致消化吸收出現問題，進而產生毒素，不如先喝杯新鮮蔬果汁或是富含豐富營養成分的流質食物。

5.進食中少喝水，那會產生消化不良的現象。

6.用完餐後休息最少五分鐘，靜靜坐著休息，什麼事都不要做。

7.清早起床喝點熱水或檸檬汁，幫助消化器官甦醒過來。這對體質由酸性轉為鹼性非常有幫助。

8.如果胃部肌肉遲緩或不正常，找到適合自己做的柔軟操，且早晚認真的做。

◎ 腸道的保養

腸道是重要的器官，共有六呎長，直徑約有兩吋寬。人體消化吸收完整後的殘渣必須定期排出，否則累積在人體內就會形成毒素，長久下去健康就會因而大打折扣。但人到了中年，不好消化的食物經年累月堆積在腸胃，使得腸管滿是類黏蛋白（mucoid）和過高的血小板，導致血液粘稠，產生血栓，造成血管阻塞，腸道蠕動緩慢。

便祕和其他腸道問題幾乎都來自於壓力、過份節食和液體缺乏。腸胃需要足夠的水份去推擠、排出人體的廢棄物。一天拉個一到二次都算正常，看看我們的貓和狗就知道，人體的排泄循環不要超過 24 小時，如此一來才不會同時有二到三餐份量的食物堆積在腸道裡。食物在消化完畢後囤積在大腸發酵，不定時排便就

改善便祕的小祕方

晚上睡前吃一小匙金黃色的亞麻籽，因為份量足，所以要多喝水以便消化吸收。到了早上，這些消化成凝膠狀的種籽不會立即排出腸道，反而會像掃帚一樣慢慢的清理腸壁上的廢棄物。所以盡可能每天都吃。

會造成不斷地放臭屁、脹氣或是形成水桶腰。許多脂肪值比例正常的人，都擁有良好的消化系統，能順利的排出幾餐份量的腐臭廢物，把富含微生物菌種的殘留通通自體內清除掉。

晚上睡前吃一小匙金黃色的亞麻籽，因為份量足，所以要多喝水以便容易消化吸收。到了早上，這些消化成凝膠狀的種籽不會立即排出腸道，反而會像掃帚一樣慢慢的清理腸壁的廢棄物。所以盡可能每天都吃。我有幾個深深被便祕問題困擾的客戶，自從吃了亞麻籽徹底做到體內環保之後，他們通通沒有這樣的問題了。其實通便的產品有很多，像瀉藥之類的，對於便祕的問題都可以獲得解決。但沒有一種像亞麻籽一樣擁有豐富的營養：維他命 E、Omega-3、鋅等等。保養腸道的方法其實很簡單，多吃新鮮天然的食物，補充乳酸菌和活寡糖以幫助消化，就能讓你的腸道乾乾淨淨。

◎肝臟的保養

雖然我們的肝臟是如此脆弱珍貴，但肝臟卻是人類身體器官中唯一有再生功能的臟器。就算失去了九成的肝臟，它也會自我調節讓功能在六週內恢復正常。肝臟是身體內以代謝功能為主的一個重要器官，並在身體裡面扮演著去氧化、儲存肝醣、分泌性蛋白質的合成等等功能，將肝臟稱之為人體的化工廠並不為過。我們每天所攝取的食物經過消化之後，大部分的產物都會直接進入肝臟，再藉由複雜的生化反應，產生足夠維持身體正常運作的營養素。同時，肝臟也會對化學藥物、食品毒素、代謝廢物、酒精代謝等進行解毒作用。因此，若是肝臟受損，對健康的影響既深且廣。

年紀增長就必須禁口和節制飲食。你很可能根本吃不了那麼多，不妨趁此機會給自己來杯顧肝的飲料，或一大杯水、檸檬汁加熱水、生鮮蔬果汁等。如果你真的食慾大到難以控制，那麼讓餐點裡多一點生菜（或蒸熟的蔬菜），特別是十字花科的植物，諸如：花椰菜及甘藍菜等，都可改善肝臟代謝毒素的效率，好降低我們罹患癌症的機

率。我猜想那或許正是聖誕節大餐中少不了重要的佐菜——甘藍菜的緣故。糯米也是中國菜中一道顧肝的食材，所以可以在早晨吃一點，慢慢消化。

其實顧肝的食物有很多：蕁麻葉茶、蒲公英茶、大蒜、新鮮嫩薑、薑黃、洋蔥、枸杞、卵磷脂、種籽或堅果油、橄欖油、亞麻籽、甜菜根、紅蘿蔔、菊苣、水芹菜、柑橘類、牛奶薊，平日可以多食用以保養肝臟。盡量早點用晚餐，不要拖到半夜才就寢，如此一來肝臟就會在最佳時機充分發揮解毒的功能——最佳時刻是在晚上十一點到半夜三點。另外，酒精類對肝臟的傷害很大，飲酒作樂偶一為之無妨，但不能過度耽溺。

◎膀胱的保養

大小便失禁的問題困擾著百分之二十的老年女性，就算我們都清楚總是特價的隨身護墊內含有大量的化學成分，悶熱不透氣也對身體不好，但我們還是不願承認自己有這樣難以啟齒的毛病。其中的狀況有幾種：漏尿、頻尿、混合徵兆等。

肝出問題的警訊

· 黑眼圈	· 便祕
· 肝斑、老人斑	· 頭痛
· 皮膚生癬或乾癢	· 血糖不穩
· 臉色發黃	· 腦袋不靈光
· 消化不良	· 過敏
· 水腫	· 閉尿
· 下腹腫脹	· 手腳發燙

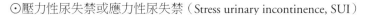

⊙壓力性尿失禁或應力性尿失禁（Stress urinary incontinence, SUI）

當運動、跑步、抬重物、咳嗽、打噴嚏等腹壓上升時，此壓力會傳到膀胱，壓迫尿液流出尿道口，這就表示尿道括約肌的力量不夠。

⊙急迫性尿失禁（Urge urinary incontinence, UUI）

在膀胱儲滿期或儲存期，膀胱逼尿肌會不自主地收縮；漏尿量很大，可能會大到排空膀胱內的尿液，嚴重影響睡眠。易有此症狀的人大都是高齡者（六十歲以上）、神經疾病患者（如中風、帕金森氏症）、多發性硬化症、脊髓受傷及膀胱口阻塞，例如前列腺肥大症等患者。

⊙混合型尿失禁（Mixed incontinence）

同時罹患壓力性尿失禁及急迫性尿失禁。其他關於膀胱的問題還有膀胱炎與尿道感染之類的問題。有四分之一的女人在這一生中會遇到這樣的問題，常見的原因多半是排尿後擦拭尿道口不小心，使得原本生存在腸道內的細菌感染到尿道。這些病症患者有的會不斷復發，甚至產生併發症——因為她們的性伴侶不斷的傳染給她們。

對於這樣的情況，我所能給的建議就是：

1. 永遠由前向後擦拭下體。

2. 性交前最好先排尿。

3. 預防便秘的產生，多吃含健康活菌的新鮮優格，或含益生菌的飲品。

4. 一天喝兩次含預防發炎症成分的蘆薈汁，一次一大湯匙。

5. 一天最少喝兩公升的水。

6. 盡量避免酸性或柑橘類水果，例如：檸檬、橘子、番茄或奇異果等。

7. 少碰酒精類，特別是白酒、白蘭地、香檳，因為它們所含的酸性成分有害健康。

8. 蔓越莓果汁（不含糖）可抑制大腸桿菌黏附到尿道上皮細胞，降低感染機率，協助減輕病患不適的感覺。

9. 減少咖啡和糖份的攝取，不但對你的膀胱有所助益，也能更加確保身體的健康。

10. 發作的時候，喝一點碳酸蘇打水，幫助尿液呈現鹼性。

還有一種情況是頻尿：就是在尿液未滿之際，你卻一直會有尿意，甚至上完廁所後也一樣。這樣的症狀，幾乎困擾了我一輩子之久，以致朋友都笑我的膀胱容量特別小。針對膀胱無力的人我有些建議，當然，在問題很嚴重的時候，你還是得求助於醫生。

◎骨骼的保養

骨質疏鬆的問題困擾著三分之一的女人，光是在英國一年就有四十個因為骨質疏鬆的問題而致死的病例，一年至少有二十萬根骨頭折斷。這算是隱性的疾病，因為在病發之前不會有半點徵兆，一直到

給膀胱無力者的建議

· 練習骨盆肌的收縮，還有括約肌的運動。你的健身教練、瑜珈老師或是皮拉提斯運動的指導者，都可以幫你確認你的姿勢是否正確。

· 排尿時，試著間斷幾秒再繼續排，這都有助於骨盆肌肉的強化。

· 減肥。過重會給膀胱多餘的壓力。

· 少抽煙、少喝酒。

· 吃花粉。我現在不太有頻尿的問題了，除非外出購物完喝杯咖啡之後跑跑廁所。

· 不要因此減少水的飲用，那對腎臟正常運作是很重要的。那不是利尿劑但也不會造成尿道刺痛。你膀胱會漸漸習慣規律性的排尿，只是水要接近室溫再喝，不要喝冰冷的水。

病入膏肓時患者才會知道。年過三十歲，我們的骨骼便開始脆化；到了中年便開始疏鬆和易碎，我們的臀骨、手腕、手肘、膝蓋等，日常頻繁運作的部位就會因此而更加危險。

　　過份節食對骨骼會有一定的傷害，高蛋白飲食、過度運動、酒類飲料過量等等，都是造成骨頭病變的原因。而女人過了更年期和雌激素停止分泌之後，鈣質的缺乏是個值得注意的問題。如何避免骨質疏鬆症呢？適當的運動加上在飲食中加強鈣質的補充是唯一的辦法，溫和的慢跑比激烈的快跑更加適合。

◎淋巴腺的保養

　　淋巴系統又稱為免疫系統，功能上可分為兩大部分：免疫功能與周邊組織液再回收的功能，分別由淋巴組織及淋巴管系統負責。前者負責將周邊組織液回收，並送回至淋巴器官中過濾，而淋巴器官及分散於全身各處的淋巴組織，則根據所接觸非個體所有的抗源予以製造相對應的抗體，或直接攻擊外來物以達成免疫的功能。

　　而在淋巴管中淋巴液流動的方式與靜脈類似，藉由組織運動時所產生的壓力，以及由瓣膜來控制其流動的方向，達成組織液回收的功能。這跟需要心臟幫浦驅動的血管大不相同，一旦脖子或頭部的淋巴阻塞，我們整個人看起來就是黯沉疲憊、鬆垮老態的樣貌。一般而言，水腫是淋巴腺不通暢最直接的徵兆。這裡有一些活絡淋巴腺的秘訣，讓你看來生機蓬勃、神采奕奕，最重要的是又能同時甩掉蝴蝶袖和大腿贅肉。

　　1. 只要深層呼吸二十次，就可以有效活化淋巴腺。

　　2. 在沐浴或淋浴前乾刷皮膚，可以促進淋巴和血液的循環。

　　3. 用冷熱水交替洗澡來刺激淋巴組織的活絡。

　　4. 一天運動二十分鐘，就算散步也好；淋巴運作會有全然的改善，上下坡走走路都是有助益的。

5. 在健身彈簧墊上做彈跳運動，一天跳上跳下五到十分鐘。這是找回地心引力的好玩運動，在彈跳到最高點時你是呈現無重力狀態，下墜時的重量是原來的二到三倍，淋巴系統的流動就在這樣的運動中獲得保養。

6. 在游泳池或海水中跳躍。

7. 定期去享受按摩。

8. 多泡溫泉，在 SPA 池中的衝擊水柱對淋巴的流動很好。

9. 減輕壓力和放鬆心情，壓力是造成淋巴腺滯礙難行的兇手。

下一章我們就朝最重要、也最直接顯示出我們老態的部位──臉部前進吧！一起看看該如何用天然的方式留住青春。

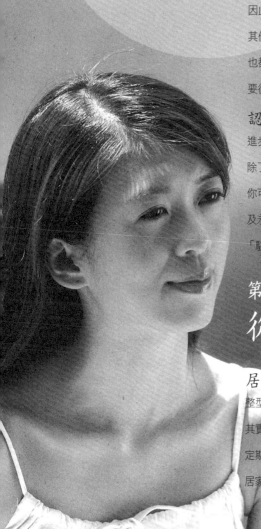

殲滅肌膚老化殺手

陽光是造成肌膚老化的頭號殺手,

因此防曬工作絕對不可少。

其他像壓力、睡眠不足、空氣污染、急遽瘦身等等,

也都是肌膚老化,失去光澤彈性的主要因素,

要從平日就加以預防。

認識安全的美容醫學

進步的醫學美容方法不斷推陳出新,

除了整型手術以外,

你可以選擇更安全自然的自然拉皮法、

及永久性自然拉皮法,

「駐顏有術」不再是神話!

第九章
從臉開始變年輕

居家保養法 DIY

整型手術或醫學美容所費不貲,

其實平常居家就有許多平價又有效的保養方式可供選擇。

定期去角質、勤擦滋潤保養品、敷臉、按摩等,

居家護膚 DIY 一點也不難。

誰不想看起來更年輕些？現階段的美容科技已經進步到讓一切變得稀鬆平常，隨性的臉部皮膚整修，或是用針筒注射美容針劑進去，都如同牙齒美白般沒啥大不了：三十二歲的女人會趁午休時，施打肉毒桿菌、玻尿酸；而四十歲的女人則有些已經到了要作全臉拉皮手術的地步。保養品護膚的步驟自九○年代中期起不斷地進化，鉅細靡遺的程度是過去的三百倍以上，而且還有繼續衍生的趨勢。

對臉部進行外科拉皮手術，完全不是防老的第一選項。有不少自然、非自然的生化產品，可以讓你的臉皮在不動刀的情況下，卻能達到如同拉皮的緊實效果。從在家裡自己動手做，到我本人親身試驗過的種種護膚法，通通在以下章節中會一一列出供各位參考。我們已經談論過自內而外著手進行抗老駐顏的方法，現在一起來看看直接由外到內的青春活化方法有哪些。

臉部皮膚是由正常的健康皮質細胞與受損的表皮細胞所組成，後者每天會進行汰舊換新（死去後剝落），由新生的健康細胞取而代之。當我們剛脫離母體時，在嬰兒時期這樣的循環約莫一個月能完成；但到了六十歲，新陳代謝速度減緩為兩倍時間，膚質自然呈現黯淡、無生氣的狀態。過了更年期，雌激素分泌大量地減少，導致皮膚變得薄弱，而且皮膚對於保濕或者製造膠原蛋白的功能也會漸漸變差，所以眼袋、下巴、臉頰的肌膚鬆弛等等情形，都會隨著年齡的成長接踵而來。

我們的臉部肌膚跟身體其他部位一樣，若不運動，很快地就會失去該有的緊實性。接著是偉大的地心引力，讓這些鬆弛的肌肉開始下垂、皺紋加深；尤其是當你習慣皺眉、縮鼻，就會讓老化下垂的速度變得更快。所以從今天起開始微笑吧！在遠離整型手術的前提下，著手去進行任何可以拯救皮膚老化的行動。

殲滅肌膚老化殺手

造成肌膚老化的原因有很多，陽光便是頭號殺手，因此防曬工作

絕對不可少。其他像壓力、睡眠不足、消化不良、空氣污染、急邃瘦身等，也都是肌膚老化，失去光澤彈性的主要因素，我們必須要從平日就加以預防，才能積極有效地延緩老化的時間。

◎陽光是我們的頭號敵人

　　肌膚老化的原因除了年齡，最主要就是陽光的照射。日光浴對於肌膚老化的威脅佔了 90％的責任，照射陽光會讓人體產生大量的自由基，破壞柔軟、支撐肌膚的膠原纖維（看看你那很少曬太陽的屁股就知道了），嚴重的話，甚至比原來的年齡多老化了二十歲。皮膚科醫生不斷大聲疾呼：人工日光浴床對皮膚的傷害遠大於自然的陽光，因為大量的 UVA 波光會增加皮膚癌生成的機率。

　　另一方面，陽光也是人體主要的維他命 D 的來源，對健全骨骼功能極為重要。近年來的研究報告也顯示，適度的陽光照射有助於人體產生抗癌機制的細胞。這個理論解釋了為何住在緯度較高寒冷地區的人們，比較容易得到大腸癌、乳癌、前列腺癌等疾病，這些居民的維他命 D 攝取多半不足。整體而言，我完全同意研究報告中所提出的建議：至少一天花十五分鐘讓自己沐浴在太陽光下。

保護皮膚的小常識

・避免烈日曝曬，特別是上午十一點到下午三點之間。
・遠離人工日光浴床。
・預防曬傷。
・寶貝臉部記得外出戴帽子。
・擦防曬油，係數要在 15 以上。
・皮膚的痣若有變形或顏色變化要立即去看醫生。
・如果你屬於蒼白膚色或是有雀斑，請格外當心。

事實上，美容專家們對於防曬乳的使用也有過許多的爭議，其一就是防曬乳液中的化學成分，可能對人體產生直接傷害；其二是有學者認為過度保護皮膚而擦上一層層的防曬用品，反而使皮膚的負擔更大，加上缺乏陽光的刺激，皮膚會更易下垂、產生皺紋。關於這種種的論述，我本人認為：防曬乳有太多防腐的化學成分，不如使用更天然的產品自己調製一下，一樣可達成 SPF15 的防曬功能。如你想要用看看澳洲衝浪者使用添加氧化鋅的防曬劑，記得多少加一點含冷壓法（未經加熱直接壓出）的非精製維他命 E 油，例如：胡桃油、摩洛哥亞根堅果油、特級初榨橄欖油之類的油類，防曬之餘也能滋潤修護敏感的皮膚。

記得特級初榨橄欖油所含的天然多酚，還含有豐富的維他命 E，西元二〇〇〇年，日本科學家實驗證明，在曬後的皮膚塗抹上這樣的油，可以有效預防皮膚癌。在日本神戶大學醫學中心的科學家們，對基因改造過的無毛白鼠抹上橄欖油，結果顯示能夠延遲皮膚腫瘤的產生，甚至還能有效縮小腫瘤尺寸。英國《科學週刊》（*New Scientist*）也報導過腫瘤會因此而變小、復發頻率減緩的好消息，同時也會紓解陽光對肌膚細胞 DNA 的傷害。歐洲女性自上個世紀起就知道要使用橄欖油來護理皮膚，自從我讀了相關資訊後也開始跟進。

◎遠離毀壞肌膚的幫兇

⊙抽煙：上千種毒素累積在燃燒後的菸草中，製造大量的自由基使皮膚老化產生皺紋。抽煙使得血管窄化，肌膚缺氧；長期吞雲吐霧的傷害就更不用說了。

⊙睡眠不足：減緩角質剝落與膠原產生的循環，熬夜及不正常的生活作息，會干擾正常的新陳代謝與內分泌，無形中加速了營養的損耗，也促成了皮膚的老化。睡足六到八小時能確保肌膚自然光采依舊。

⊙壓力：是人體主要的老化元兇，只要看看渡假完的你是多麼神清氣爽就明瞭了。第十章會有更多減壓運動的介紹可供你參考。

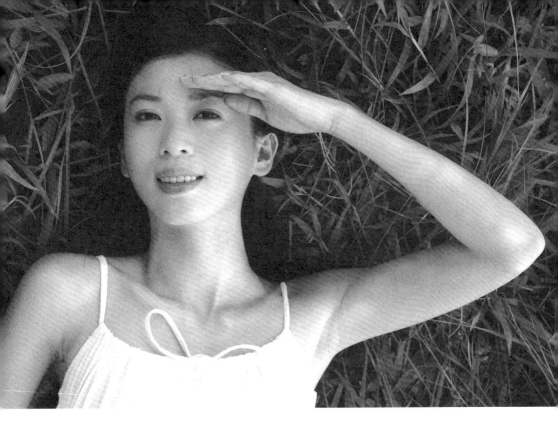

⊙**空氣污染**：居住在城市當中讓你看起來比一般人老了五歲，空氣中污染的浮游物含有的自由基數量之多，超乎你的想像。有個紐西蘭病理學家曾告訴我：都會區居民的肺臟情況跟個癮君子差不了多少。不過來個養生的減重兼定期去角質的護膚課程，多少能減輕症狀，跟我一樣住在海邊就更棒了！

⊙**急遽瘦身**：如果要減重也不要減得太快，減肥過快最立即的後遺症就是皮膚的鬆弛與彈性下降。

⊙**不當的節食**：營養素攝取的缺乏，還有拒絕服用抗氧化產品，這樣不老也是奇蹟了。

⊙**消化不良**：消化不良影響吸收的問題，在前面章節中已講過。

⊙**缺乏必要脂肪酸**：所有我見過忽視吸收必要脂肪酸的減肥者，看起來幾乎都比實際年齡老十歲以上。這些基本的必需脂肪酸會豐潤細胞、使肌膚持續光澤。

⊙飲水量少：皮膚老化就是因為細胞缺乏液體，應注意水份的補充以促進肌膚的機能活化，協助廢物排除。

⊙沒有定期運動：表示沒有含氧量豐富的血液提供給肌膚，做必要的正常更新。

⊙淋巴與肝功能不佳：之前都有詳細討論，特別注意那些忠告。

⊙呼吸短淺：跟運動量不大的意思是相同的。含氧不足的血液是無法提供細胞足夠養分的。

⊙中央空調：在暖氣出風口附近擺杯水，增加空氣中的含水量。

⊙咖啡、酒精和任何含咖啡因或糖份的飲料：造成細胞脫水與蛋白質高度糖化，血管與皮膚硬化等等。專家比喻過量飲酒或酗咖啡的行為，是自製皮革面具。

認識安全的美容醫學

進步的醫學美容方法不斷推陳出新，除了整型手術以外，目前還出現更安全的自然拉皮法、及永久性自然拉皮法，雖然費用昂貴、但效果好且不需要動刀，許多貴婦熟女更是趨之若鶩。（編按：本書作者提出其接受療程經驗給讀者參考，建議讀者依自身需要、並在所在地區法律許可範圍內進行。）

◎暫時性自然拉皮法

「駐顏有術」在現代社會是每個人都可以做到的，不必動刀的自然拉皮法俯拾皆是。每間美容沙龍、大街小巷的護膚中心都提供非侵入式的拉皮法，例如：電波美容儀療法（CACI, computer aided cosmetology instrument）、法國居諾長效拉皮法（Hydra-Guinot, 利用 Guinot 系列針對熟齡肌膚設計的保養品使用）、法國凱伊黛專業抗皺療程（Carita Pro-Lift）等供愛美人士選擇。

坦白說，我幾乎全部試過，費用昂貴但值得。因為至少要六到八星期時間的療程才能看出功效，一堂課程起碼要 50 英鎊，完成一期療程後還得花一個月去維持提拉緊膚的狀態。但這些費用遠低於真正的整容外科手術，成果卻更自然且不留痕跡。重點是看起來還像原來的你，只是更年輕。

此外還有一種針灸拉皮法，包含穴道按摩與針灸。這些針刺是為了刺激穴道氣流的能量，還有臉部特定血路的活絡。療程的步驟包括臉部施針，之後再用溫和的小針滾筒（gentle derma roll）滾遍全臉促進血路循環，最後再用秘方的回春精油按摩舒緩。大約二至三堂課就可以看出效果，不過建議你至少要做六到十堂。許多專業針灸師認為這樣的療法是長期有效的，特別是你遵循正常健康的生活作息，還有注意節制飲食、體重控制，效果更加相輔相成。

◎永久性自然拉皮

我們唇邊那出雙入對的法令紋是人臉部最長的類直線，也是最讓我洩氣的部分。深刻的法令紋通常來自於下垂的雙頰，因此唯一解決的辦法就是拉緊肌肉，也就是拉皮。不過我最近發現一個方式可以不動刀，採完全自然的方式進行。

這種一針見效的終極療法由美國德州生物技術公司研發，稱為「自體膠原蛋白」手術（Isolagen, 又稱「自體纖維母細胞移植術」，最早是用於燒燙傷患者的臉部美容），用過此法的女性試過一次，有七成五沒再試過其他方式。

這是利用我們本身健康的纖維母細胞（fibroblast, 是一種控制體內膠原蛋白和彈力蛋白多寡的微小細胞，存在於皮膚、骨骼和其他組織中），再置於實驗室中培養，然後注射到皺紋處，纖維母細胞會自動修復受傷部位產生療效。而且只要注射兩次，皺紋撫平程度可以達到七成。

神奇的是，我們可以在年輕時先行儲存細胞，到老年時再使用。我試過用來注射新生細胞在我的胸部，不是豐胸，而是拯救我那長期不穿內衣，和年輕時不懂事過份日光浴所造成的斑點和線條。過程痛到不行，但是效果卻也好到讓人沒話說。

注意安全及合法性

各式美容醫學方法不斷推陳出新，建議讀者依照自身需求及預算考量，找合法的皮膚科醫師診療，才會又安全又有保障。

這是非常健康、經濟、安全的方法，非常值得考慮，特別是如果你剛過四十不到六十歲，年齡剛好。這個療法目前已經成功做過一千兩百個病患，並沒有任何副作用或是可怕的失敗例子曾經被報導過。英國有近百家診所提供這樣的療法，費用大概是三千英鎊左右。（編按：此法仍處於人體實驗階段，美國食品暨藥品管理局尚未核准該商品上市，僅歐洲地區有實驗性質的合法療程，建議讀者要在我國法令通過，合法之後再進行這樣的療法。）

居家保養法 DIY

整型手術或醫學美容所費不貲，其實平常居家就有許多平價又有效的保養方式可供選擇。定期去角質、勤擦滋潤保養品、敷臉、按摩等，居家護膚 DIY 一點也不難。

如同我們所知道的，臉部的肌膚與身體其他部位的皮膚一樣，需要運動來保持彈性和良好的狀態。坊間有太多書籍和影片，介紹該如何進行臉部運動來達到抗老的效果。在家自行調製護膚品也是個不錯的選擇，特別是這些成分都是來自家家戶戶的冰箱庫存，或五斗櫃裡的備品。

◎果酸護膚

果酸護膚使用的 α 羥基酸（AHA, Alpha hydroxyl acid）可以輔助治療粉刺、發炎性青春痘及毛孔角化症，對於去除老舊角質及幫助角質代謝也稍有效果。所有柑橘類的果汁、新鮮優格、葡萄汁、草莓、消化酵素中都含有這些果酸成分，你可以選擇使用。

> ● **如何正確用保養油** ●
>
> ・臉：最佳使用時機是睡前，或是在寒風中外出前。
> ・身體：沐浴或淋浴後三十分鐘使用最好。
> ・指甲：加入檸檬汁，一週浸一次十五分鐘可以強化指甲。

在臉上輕拍上你的選擇，停留十分鐘後以清水洗淨。注意避開眼唇部位，敷臉時、以及之後數小時要避開陽光，否則你可能會被灼傷！（編按：使用果酸保養，請確定自身膚質適合與否，並最好在晚上使用）當心其中較刺激的成分，譬如會帶來刺痛感的檸檬汁。至於目前很普遍的消化酵素錠，我的作法是將它壓碎（液體包裝就不必）再加點水調勻，用法是一樣的，濕敷後再洗掉。

◎去除角質

定期去角質可以幫助清除堵塞毛細孔的老舊細胞，還有助於促進新細胞的生成。在去除臉部角質的同時，可以順便清一清身體，特別是手肘和腳踝的死皮最為頭痛。天然去角質產品非常多：磨碎的種籽(例如：芝麻等)、燕麥、粗鹽、花粉、海草灰、卵磷脂細粒等等。你可以拿個小碗把天然去角質品和你喜愛的基底油混合，或是購買坊間的去角質產品，一到兩週處理一次即可。

◎滋潤保養

以下提到的油類都是可以用來抹在全身的，不只局限於臉部。因

為這些油類富含維他命 E 和 Omega-3，不只滋潤皮膚，還可以幫助抗氧化。

⊙亞麻籽油：含豐富 Omega-3 不飽和脂肪酸，是我最愛的回春按摩油之一。

⊙摩洛哥亞根堅果油：可以在進口商品店買到很好的混合油，有高皂素可以清潔皮膚，還有維持皮膚細胞的年輕。

⊙葡萄籽油：無臭無味之外還有長效保濕及不油膩的特性，溫和滋潤。

除了我的前三名選擇之外，還有許多不錯的油，例如：荷荷芭油、甜杏仁油等等，可供你選擇，這些油脂不僅可以按摩和敷用，在寒冬中為避免乾燥，也可以在家中泡湯時加入幾滴，讓你有溫泉水滑洗凝脂的美妙感受。

◎藥妝保養品

最近街頭巷尾最熱門的就是各式各樣的藥妝店，我們的青春痘、粉刺、皮膚等等問題，還有抗老化產品都可以在開架上的產品，或是後面專業藥劑師的櫃檯獲得解決。其中許多合格的含藥物成分護膚品，不必透過皮膚科醫生就可以立即購買，使用上十分便利。

購買時要注意其主要成分，讓你在掏錢買下之餘，確實達成可以抗老的功效。同時也要注意品牌的信譽，價位並不代表一切，但既然花了錢，就希望能達到最好的效果。此外你也需要認識保養品的成分，例如：橄欖油多酚（polyphenol）可以減少自由基對細胞的傷害；維他命 E 對皮膚的健康有幫助；DMAE（Dimetylaminoethanol, 二甲氨基乙醇，一種抗氧化的細胞膜穩定劑）有緊膚的專利，可以減少嘴唇周圍的深紋及細紋，使肌膚變得更加緊實；磷脂質（phosphatidyl）可支撐皮膚細胞；維他命 C 可幫助膠原蛋白的生成；硫辛酸（alpha lipoic acid）可幫助抗氧化等等。

◎抗老精油

⊙**純玫瑰精油**（Rose Absolute）：玫瑰精油的效果自古即備受推崇，並深受女性的喜愛。它精緻高雅的氣味至今無法被人工合成得一模一樣，因為它具有三百多種成分，其中有許多仍然未知。如果只打算買一瓶抗老精油，就買這瓶！

⊙**安息香精油**（Benzoin）：緊緻膚質。

⊙**沒藥精油**（Myrrh）：對下垂的皮膚有拉緊的效果。

⊙**乳香精油**（Frankincense）：可幫助皮膚更新。

⊙**檸檬精油**（Lemon）：可刺激新細胞的再生。

⊙**薰衣草精油**（Lavender）：家家戶戶幾乎都有一瓶這樣的油，不要忘記它對皮膚的好處也很多。

以上列出的精油，都可以在平常滋潤或按摩時，加入使用的基底油裡使用。調配比例是 30ml 基底油加兩滴精油。（編按：使用各類精油前，請先確認自身是否會過敏。）

◎天然化妝水

完整的護膚步驟絕對少不了緊縮毛孔的化妝水，以下有幾種非人造化合物的選擇，可以輕易在家家戶戶的冰箱、壁櫥、巷口的小藥房或藥劑師那兒取得。例如：金縷梅化妝水（Witch Hazel）、玫瑰花水、檸檬汁、小黃瓜汁、非濃縮流體蜂蜜（稀釋後當面膜敷臉，靜置五分鐘後用清水洗淨）、蛋白（打兩顆雞蛋取出蛋白，塗抹全臉，靜置五分鐘後用清水洗淨）。玫瑰水可促進皮質細胞的更新，是極佳的化妝水。維他命 C 可幫助膠原蛋白再生，對豐潤嘴邊和唇部功效不凡，記得選擇液態的包裝購買。維他命 E 是最重要的抗氧化成分，請針對單純不加大豆油的液態包裝來選購。螺旋藻粉可增加肌膚的緊實度，富含維他命 E、硒、鋅等完整的抗氧化劑，其所含有的葉綠素與酪胺酸（Tyrosine，胺基酸的一種）能將氧氣注入細胞內，形成完整的防老網絡。

◎在家做臉

想在家做臉部護理，這裡有幾個實用的面膜配方，可幫你省點事：

1. 取一個新鮮酪梨搗成泥狀，加入一到兩個海草灰或葉綠素膠囊拌勻。在臉上、頸部、手背抹上厚厚一層，在不沾水的情況下泡個熱水澡。這坨糊狀混合物含有豐富的礦物質、抗氧化物，還有幫助肌膚活化的維他命 E。

2. 混合半杯亞麻籽油、兩個海草灰或葉綠素膠囊、滿滿一茶匙卵磷脂顆粒或蜜蜂花粉、一顆新鮮檸檬榨汁和半杯玫瑰花露水。將和好的膏狀物放在冰箱冷藏，作為參加派對前敷上的醒膚保濕面膜。

3. 礦物質豐富的海草灰或葉綠素，加少許水調合敷臉，可以重現肌膚原有的明亮光采。

4. 躺下來、把小黃瓜切片鋪在臉上。這些天然養分含有豐富的氨基酸及黏多醣體等多種活性成分，具有舒緩安撫、收斂平衡等功效。

5. 用綠茶包來敷眼睛可消腫。用熱水沖開，以湯匙將茶包撈起瀝乾，在溫度可接受的時候放在眼皮上，抗氧化的成分可以讓疲倦的雙眼回復自然光澤。

6. 護膚後在臉上噴上經過稀釋的檸檬汁，能有助於淡化細紋，增加彈性。

◎回春按摩法

以下是由一位臉部針炙師茱莉亞‧漢柯克（Julia Hancock）整理出來的回春按摩法，方法簡單可以每天做。首先要調製基底油和個人喜愛味道的精油，然後儲存在深色玻璃瓶或密封容器中。一回合約需五分鐘的時間，把頭髮綁起來，再用雙手掌溫熱按摩油，確定份量足夠抹遍額頭和頸部。

⊙觸摸法：雙手摩擦溫熱後，自脖子開始向上輕拍按摩，注意手心都要跟皮膚密切接觸到，就這樣再做一次：從脖子到臉和額頭，這

個按摩幫助肌肉和皮膚細胞養分的吸收。如此重複五次。

⊙**嘴部按摩**：右手中指和食指按壓上唇，左手中指食指則是下唇；輕輕按壓，再循著嘴型慢慢跳動按摩，注意呈現連綿不絕的彎曲弧形按去，如此雙手會呈對比的移動。從雙唇中央開始，繞一圈回到起點。這能讓嘴部肌肉運動，減少皺紋和緊張。重複十次。

⊙**眼部按摩**：使用雙手中指的指尖緊貼眼皮，以按壓轉圈的方式來按摩雙眼。這樣頻繁的按摩可以促進血液循環、減輕浮腫，還有雙眼乾澀疲憊的問題。

⊙**額頭按摩**：雙手放在雙眉上，中指延著髮際輕按，以眉心為中央放射狀按壓，直到整個額頭部分都按摩到了。在緊繃的地方多加強幾次，動作要輕，速度要慢，重複三到五次，直到感覺減壓放鬆的效果已經達到了。

⊙**額頭按摩之二**：雙手放在額頭，八隻手指的指尖互觸。用力但緩慢的自中央向外，用指腹的力道作放射圓弧按壓，感覺到有股壓力向外延伸。

簡單保養小妙招

以下是我本人每天的保養方法，如果按照這些步驟加上個人任選的天然護膚品來輔佐，只要二至三星期就可以讓你的皮膚獲得明顯改善。

1. 先抹用含消化酵素（digestive enzyme, 酵素的一種）的去角質霜，停留 5 到 10 分鐘活膚清淨，再用清水沖掉。
2. 熱毛巾敷臉幫助毛孔張開。
3. 在臉上潑冷水或是用玫瑰水擦臉以幫助肌膚緊緻。
4. 最後塗上含必須胺基酸（EFA）的潤膚液。
5. 頂級自製滋潤保濕霜：半杯亞麻籽油、半杯玫瑰花露水、30 滴純玫瑰精油、30 滴維他命 E。

⊙臉部：利用雙手的中指和食指在兩邊的太陽穴按摩畫圓，一開始用力重壓再逐漸放輕力道；沿著臉形畫下來直到下巴部位，繼續向上到嘴唇邊的法令紋直到鼻孔為止。這樣的按摩一直重複做到臉龐整個完全鬆弛為止。

⊙急救帖：如果你想迅速地幫疲倦或僵硬的臉蛋來個快速醒膚按摩，用輕點式的手法活潑迅速地自脖子點遍全臉，注意手指是直硬的，這會喚醒肌膚的血液循環和亮度。

還有時間的話，按摩完畢後在眼唇抹上維他命C成分的保養品。

但願各位有機會一一嘗試上列的居家護膚法，我是誠心分享給各位這些讓皮膚吹彈可破、加倍緊實的好辦法。如果你試著做過幾項，你會發現臉龐找回了往日的生機，整個人跟著煥然一新。現在我們再往下看看除了臉孔，還有那些經典的運動，可以讓我們這些不久之後即將步入中年或老年的人，有機會動動身子。

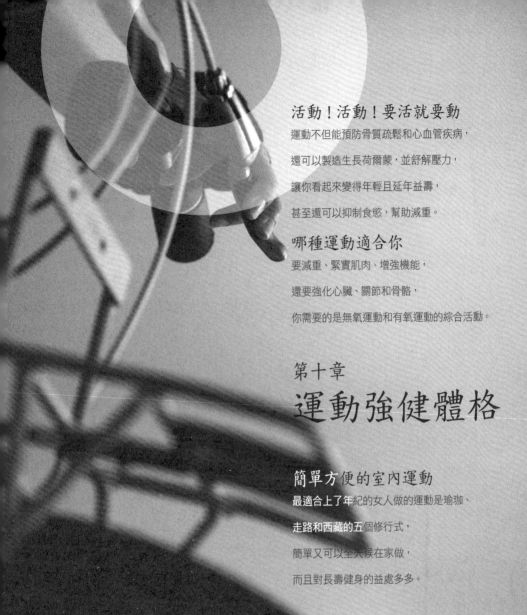

活動！活動！要活就要動

運動不但能預防骨質疏鬆和心血管疾病，

還可以製造生長荷爾蒙，並舒解壓力，

讓你看起來變得年輕且延年益壽，

甚至還可以抑制食慾，幫助減重。

哪種運動適合你

要減重、緊實肌肉、增強機能，

還要強化心臟、關節和骨骼，

你需要的是無氧運動和有氧運動的綜合活動。

第十章

運動強健體格

簡單方便的室內運動

最適合上了年紀的女人做的運動是瑜珈、

走路和西藏的五個修行式，

簡單又可以全天候在家做，

而且對長壽健身的益處多多。

古希臘名醫希波克拉底說過：「勤有益，嬉無功。」（To rest is to rust and to rust is to decay）大哉賢者！他說的一點都沒錯，要維繫一人的聲譽不墜，就是要戰戰兢兢努力不懈。大部分的人，認為運動的重要性僅止於幫助關

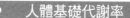

人體基礎代謝率

人體基礎代謝率（BMR, basal metabolic rate）是指一個人要維持基本生理機能的最低熱量值。年過三十歲之後人體基礎代謝率便會大大地下降。

節靈活、強化心臟與保持肌膚活力，並不知道我們可以做更多來讓生理時鐘停留，永遠不顯老。

人體基礎代謝率（BMR, basal metabolic rate）指一個人要維持基本生理機能的最低熱量值。研究調查顯示，當你年過三十，人體基礎代謝率，連同人體的瘦肉肌比例（lean muscle tissue），便會大大地下降。整個結果是指脂肪除外的體重（LBM, lean body mass）降低，而體脂肪卻大大地上升了。這個悲哀的事實告訴我們，如果我們不努力健身節食，並且每十年瘦個 3 公斤，來應付新陳代謝率減退 2％到 5％的比例，那麼我們在四十五歲時就會莫名其妙地重了 6 公斤！不僅如此，骨質疏鬆也可能隨著鈣質的流失與缺乏而出現，更可怕的還是鬆垮肌肉的增加將接踵而來。

好消息是只要健康肌肉增加 1.5 公斤，你的新陳代謝率也能進步 7％，讓你變成一個精瘦而又有衝勁的新新人類；壞消息則是如果你已經年紀超過四十歲，甚至已經過了五十大關，除非一週運動四次，否則你很難好好瘦下來，本人就是一個活生生、血淋淋的例子。

來自倫敦帝國理工學院醫學系、研究更年期的專家約翰‧史帝文生（John Stevenon）博士表示，因為新陳代謝和荷爾蒙的變化，過了更年期的中年婦女很難維持體重。（更別說要減重了！）「老女人比

老男人更容易在腰部囤積脂肪，像個蘋果體型。」他說。

　　肥胖的腰部與心臟疾病有著密不可分的關係。我們要面對一件事實是：年齡越長，我們更應該擺脫腹部的脂肪。「更年期過後的女性應該忌口，和培養運動的習慣，以維持正常體重。」史帝文生博士這麼補充說道。

　　別擔心！你不必衝到健身房去為自己安排一週三次的舉重課程，全英國人一年浪費最少近兩億英鎊在健身房的會員年費上，而這個數字實在沒必要再增加了！不必出門也可以找到不少可以生出肌肉的運動。在我的日常生活之中，我統合了三種運動，方便易作而且老少咸宜。運動不只是為了減重，還有抗老回春。以下有更多理由讓你調整自己運動時間到一週四次。

活動！活動！要活就要動

　　所謂活動活動，人活著就要動，有動才有活力。運動不但能預防骨質疏鬆和心血管疾病、製造生長荷爾蒙，還可紓解壓力，讓你看起來變年輕且延年益壽，甚至可以抑制食慾，幫助減重。

◎運動變年輕

　　沒有運動的人，淋巴腺系統無法有效率的運作，所以毒素和廢物會殘留在身體裡面，肺部和心臟也無法有效運轉，而細胞會開始慢慢缺氧，血液開始變得濃稠。我們必須仰賴運動來促進血液流動使養分到位、廢料排出，否則那些個別精密的小工廠便無法有效運作。

◎紓解壓力

　　20 到 40 分鐘的有氧運動有助於分泌腦內啡（endorphins），這些快樂的荷爾蒙有助於抑制疼痛，有種說法是，它的功效二百倍於止痛用的嗎啡。不止如此，還可以停留在血液中至少兩小時，這是來自一個

知名運動家的證實。壓力過重的徵兆如沮喪和憤怒等，都可在運動後二十分鐘消弭無蹤。規律的運動不只可以紓壓，強化情緒療癒能力，還可以給你更多精力和一夜安眠。

◎預防骨質疏鬆

規律運動可以幫助骨頭維持一定的密度，延遲骨質疏鬆的來臨。女性到了九十歲的年齡，會自然流失百分之五十的鈣質，增加骨骼脆化的危險。肉體的勞動可以強化骨骼並且讓鈣質消耗在正確的地方。重量軸承訓練運動（weight-bearing exercise），例如：走路、跑步、上升臺階、地板俯臥撐和牆壁俯臥撐等，可以改進骨頭強度和對骨質疏鬆患者產生保健作用。任何讓你起身來彎腰或運動關節的活動，都能幫助預防骨質疏鬆。

◎預防心血管疾病

大部分人的心血管在二十到八十歲之間會逐漸失去健康，而且是失去一半以上的健康程度。運動會讓這樣的衰老減緩，順利減低膽固醇和血壓，進而使心臟病的罹患機率減少三分之二。規律的有氧運動與其他緩和的柔軟運動，例如：瑜珈，都可以有效的達到上述功能，而且只要持續三個月就可以做到。

◎製造生長荷爾蒙

最重要的抗老荷爾蒙就是我們的成長荷爾蒙。成長荷爾蒙會在三十到五十歲時分泌減少，導致肌肉萎縮和脂肪堆積。一天就算只運動十五分鐘也夠刺激腦下垂體，去製造珍貴的青春荷爾蒙。

◎延年益壽

有個在美國針對五千多位百歲人瑞做的研究報告，顯示其中有人吸煙、酗酒、天天吃紅肉，也有不煙不酒的素食者，他們唯一的共同點就是每天的活動量都很大：慢跑、伐木、做愛、園藝或跳舞，每一

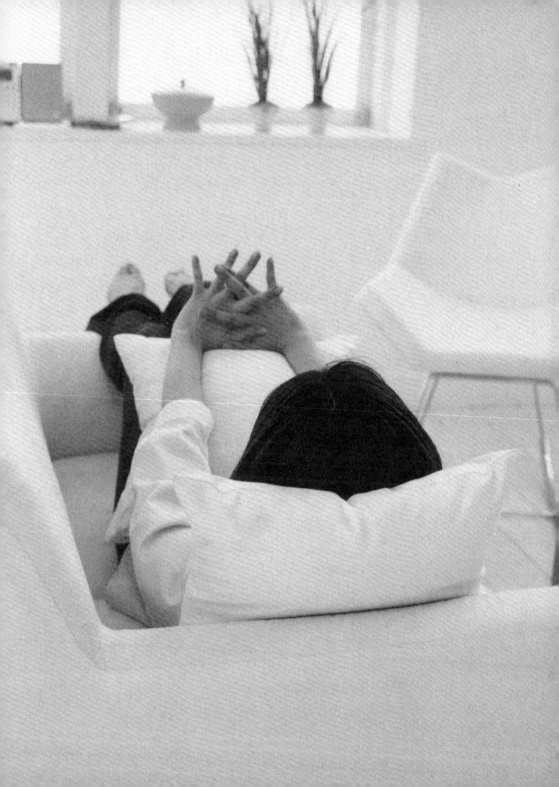

天都活得很精彩。

你可以看到這一章甚至整本養生書後，決定啥都不做，而我不會責怪你不熱愛生命！但是試問：我們之中有幾個人是每天都活得精彩的？由於標榜簡單易作的運動，所以沒有把我相當喜愛的熱瑜珈也列在這裡；但各位只要可以每天去三溫暖、蒸氣浴或是烤箱流汗似乎就足夠。總之，我們不要忘記運動還是好處多多的。

◎抑制食慾

半小時的輕度運動，例如：快走，可以產生抑制食慾的腎上腺素。在決定怎樣的運動對我們最好之前，最好做幾項簡單的檢查，這裡有個簡單的計算方式來看你是否真的過重。在測過之後，你該注意的是整個數值的降低而非減輕了幾公斤。

這測量方法稱為身體質量指數（Body Mass Index, BMI）。

$$BMI = 體重（單位：公斤）÷ 2（身高）（單位：公尺）$$

依據不同身體質量指數，我們可看出自己的體重是否合乎理想：譬如說你身高 160 公分（五呎三吋），重 65 公斤（145 磅）公式是：

$1.6 \times 1.6 = 2.56$　　　$65 \div 2.56 = 25.39$　　你屬於過重的級數

身體質量指數評量

評量	身體質量指數
體重過輕	BMI ＜ 18.5
正常範圍	18.5 ≦ BMI ＜ 25
過重	25 ≦ BMI ＜ 30
你該減重了	30 ≦ BMI ＜ 40
為了健康，一定要減重！	BMI ＞ 40

健身小測試

1. 測試你靜止時的脈搏：在脖子或手腕上測試都可以，數十秒再乘以六。
2. 踏上階梯或凳子，利用左右腳輪流上下 3 分鐘。
3. 停下來，休息 30 秒，再測一下此刻的脈搏。

結果顯示

1. 如果你的脈搏只比靜止不動時上升幾下，你處於最佳的健身狀態。
2. 如果你的脈搏比靜止不動時上升十下以上，你還算健康，有充分的進步空間。
3. 如果你的脈搏比起靜止不動時上升十五下以上，建議你立即開始擬定運動計劃。從緩慢的運動開始，規律的做下去。如果你之前運動做的很少，或是運動後有不良的身體反應，身體有慢性疾病或是體重屬於重度肥胖等情形，那麼在開始任何運動計劃之前，請諮詢你的家庭醫生。

希望你們會跟我一樣發現，其實自己並不胖。頂多有點中年發福，體重過重，只是需要調節一下飲食計劃或做點運動來減輕體重。

在訂下運動計劃之前，這裡有個在家裡就可以做的簡單測試，你需要準備的是一個階梯或是任何可以承受你體重的小凳子，高度約 22 公分即可。

哪種運動適合你

要減重、緊實肌肉、增強機能，還要強化心臟、關節和骨骼，你需要的是無氧運動和有氧運動的綜合活動。但我這裡說的可不是高衝擊性的運動，例如：跑步之類的，那對我們的骨頭來說壓力太大了，甚至會讓內臟異位和皮膚產生縐紋等。

◎有氧運動

有氧運動表示是一種氧氣需求量大的運動，而且是可以有效率帶給肌肉所需氧氣的運動。我們的心臟越是健康，血液就越是能迅速的運送這些氧，我們的身體也可以達到更健康的目的。有氧運動包括：快走、跳舞、瑜珈、腳踏車、游泳、瘦身課程、健身跑步機、網球、慢跑、彈跳運動、高爾夫球、健身房器材、溜冰或滑雪、山區健行或是散步。

◎無氧運動

簡單地說，無氧運動是直接使用已經存放在肌肉裡面的能量，但是這些能量只能維持很短的時間，超過了這樣的時間限制之後，肌肉內直接可取得的能量便消耗殆盡，身體就必須開始使用其他能源。要記得：就算是只負重半公斤，也可以有效增加7％的新陳代謝。

無氧運動包括：負重快走、重量訓練、耐力訓練、任何在肢體加壓或重量的瑜珈動作、上下坡路段的健行。

◎有氧無氧綜合運動

最佳無氧運動和有氧運動的綜合活動，應該算是一邊健走一邊負重，甚至是上坡路（如果可能的話）。韋恩‧里歐納（Wayne Leonard）是一位運動心理學家，他的專業建議是間隔訓練法（interval training），意思是先快走兩分鐘再慢走一分鐘。這樣會讓心跳快速上升再下降，有助於燃燒脂肪和強化心臟的運動。

◎頻率與時間長度

要減肥，一週最好做二到三期的有氧運動，或是更直接的把啞鈴帶著去做上坡運動，大約一週四次就足夠了。曾有人說應該以「一天最少十五分鐘，最多兩小時」為一天的運動目標，重點是要讓這個時間符合你的生活型態，這樣你的目標才有可能達成。其實最好是早上

做十分鐘，午休做十分鐘，晚上做二十分鐘運動是最理想的狀態，這遠比什麼都不做來得好。

簡單方便的室內運動

我個人認為最適合上了年紀的女人做的運動是瑜珈、散步和西藏的五個修行式，簡單又可以全天候在家做。這幾個運動對長壽健身的益處很多，要說有什麼缺點，至今我還真是想不出來。

◎ 最 IN 的瑜珈

瑜珈不是那些超瘦的名流專用的運動，他們也不一定都能做到骨頭可以軟到對折的地步。無論你的身材多糟、年齡多大、體重是否超重，或是根本不運動的人，統統可以練習瑜珈。重點只是要找到一間好的瑜珈教室，好的師資和合適的課程。現在坊間有許多瑜珈課程，你可以選擇適合自己的課程去上。

瑜珈有五千年的歷史，源於古印度文化六大哲學派別中的一系。現代人所稱的瑜珈則主要是指一系列的修身養心方法，包括調身的體

瑜珈的益處

瑜珈運動可以緩和以下的徵兆
- 壓力、失眠
- 經前症候群、氣喘
- 關節炎、背痛
- 糖尿病、高血壓
- 便秘、頭痛

增進以下機能
- 循環
- 消化
- 肌肉機能
- 細胞機能
- 下垂的皮膚

位法、調息的呼吸法、調心的冥想法等，藉此達至身心合一的境地。我認識的一個最為精瘦的瑜珈修習者，她健康苗條而且身上沒有一絲贅肉和鬆弛的肌膚。目前她已是年近古稀的七十高齡，而開始修行是在她四十歲的時候；她平常喜歡散步還有在週末去山上健行。

　　就算是最溫和的哈達瑜珈（Hatha Yoga）一樣可以達到健身的目的，Hatha 的意思為左右鼻孔，是以極度的呼吸與身體鍛鍊為主的教派，這樣的身體運動對我們的內分泌腺體有刺激維護的功效。

　　如果你覺得哈達瑜珈的運動強度不夠，想要暢快流汗和強度高一點的瑜珈，可以試做動力瑜珈（dynamic yoga）或是熱能瑜珈（Bikram yoga）；前者在短短的三個月內改變了我的生活和身材（一週做四個課程）。其實我不過是掉了幾公斤，但是在身材的線條上變得更修長，肌肉更結實，衣服的尺碼整整小了一號。

　　這兩種強力瑜珈是以強力的呼吸為基礎，在運動中造成發熱和流汗。這是綜合許多不同瑜珈的運動，包括 Ashtanga Yoga，這是現下瑜珈派別中，最需要動能的一個，練習的場地要在有暖氣的教室中。根據我的老師史都華‧坦特（Stuart Tranter）的論點：你應該不會想在身體發熱的時候做一些會傷到自己的動作。「我們的身體越熱，我們的肌肉、韌帶、肌腱也越有彈性。」就像金屬遇冷則硬、受熱則軟而易折是一樣道理。高溫使得我們汗如雨下，帶出毒素和促進新陳代謝。

　　以此推斷，做熱瑜珈的同時心臟也會隨之加速；身體的熱能促使我們立即將脂肪消化轉成所需的動能。最低室溫建議是在華氏 75 度（約攝氏 24 度），任何人要嘗試熱力瑜珈之前必須知道在華氏 110 度（約攝氏 45 度）時，會熱到令人昏厥的地步，請評估過後再進行。

　　所有類型的瑜珈運動都會訓練肌肉的持久，大部分的動作多以本身的胳膊為支撐，所以在修習瑜珈時幾乎不需要啞鈴或是其他器材，會用上的只有你自己的身體。找對教室和師資，持續的修習熱力瑜珈。好好讓自己出汗，心跳加速吧！

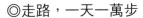

◎走路，一天一萬步

噢！你該不會以為這只是在公園兜圈子那麼無聊的運動吧？聽起來好像很累人，不過一天一萬步其實比你想像中還要容易達成。一萬步的數字差不多是四英哩（6438 公尺左右）的距離。買一台計步器；你會發現目標並不難達到，如果你多走小碎步的話。

在五〇年代人們很容易就可以達到日行萬步的目標，因為每天來來去去必須走很多路。我們習慣走路去商店、走路去學校、在外面遊玩嬉鬧等等，因為就算我們有電視機，可以看的節目也不多，況且當時並不是家家戶戶都有車。

英國基爾大學的約翰‧柏克萊（John Buckley）博士針對本世紀最懶散的族群——學生來測試日行萬步的計劃，看看是否真能有效地讓身體更健康。他以四個星期為一個階段，從不運動的學生被要求每天都要走到指定的步數。而實驗結果顯示，不消一個月，他們的耐力增強了，身體更為精壯，心肺功能也進步至少 3％。

根據柏克萊博士的實驗，在生活中能多走幾步，都可以有效降低肥胖指數、減低罹患心血管疾病和中風機率。如果你可以一天快走四十五分鐘，一週四次，你一年可以瘦到 8 公斤之多，而不必特別需要什麼節食計劃。除了強化心肺功能，快走可以運動我們的下半身，增加骨質密度，比起跑步和慢跑來說，給關節的負荷壓力也較小。說到預防關節炎和骨質疏鬆，走路是最被推薦的運動，甚至背痛也可以因此而得到預防。

有關步行的理論證明，只要速度高於一小時五英哩，就可以燃燒高於移動同樣距離的慢跑者，因為較多肌肉群會被充分利用。走路也是比較可以穩定持久的運動，慢跑就要甩動雙臂，還要不斷的大跨步。

除非你需要專業的鞋子或是邊走邊拿啞鈴，其實散步是不需要任何特別設備和特別服裝的，是隨時隨地都可以進行的最佳運動。

◎多功能運動鞋

如果你真的需要在走路時增加一點運動量，我推薦一個好東西叫多功能運動鞋（multi-gym shoe）！幾年前我認識馬賽赤腳科技（MBT, Masai Barefoot Technology），從他們的鞋類知識中獲益良多，進一步我還成為 MBT 的訓練講師，並且為布萊頓的女性定期講授健步走的課程。

藉著 MBT 的鞋子，健身隊消除橘皮組織的功效卓越。這鞋子原本是由瑞士科學家設計專門給復健科或整型後的病人穿著，幫助病患重新適應運作骨架、膝蓋、臀骨和腳。原意是要讓穿上鞋子的人感覺像赤腳走在沙灘上一樣，重點是要能挺起身子自然的行走，使脊椎和關節得以減壓。穿上這種鞋可以讓你不再重複其他鞋款的震動和壓擠，而是輕鬆滑行向前。這樣的設計非常適合年齡超過五十歲的人穿著，好處很多，包括：強化肌肉、消除橘皮組織、減重、促進新陳代謝、矯正姿勢和增加平衡感等。此外，全身的血液循環也會因此得到改善。

根據健身顧問麗莎‧鄧恩（Lisa Dann）的說法，穿著 MBT 的鞋子運動可以消耗三倍以上的熱量，所以可以有效的減重；連她母親都穿著去打高爾夫球而順利瘦身。若是能再增加手上的重量，你就等於在健身房運動一樣。我通常出外上瑜珈課或是做我的日行萬步計劃時會穿它，雖說價格和款式設計不是最吸引人的，不過功能取向卻是最優的。一般來說穿著 MBT 的鞋子日行萬步再加上啞鈴的輔助，你其實不需要做其他更多的運動。

◎西藏修行法

我的同事諾亞‧鮑爾（Nor Power）教我這些招式，她修習這些運動已十多年了，甚至出了書。除了用五十到一百下起坐式來緊實臀部外，她還會以其他配合的招式來強化其他身體部位，但是整個做過一回合之後，她察覺到光是做完的第一天，全身肌肉比做任何運動都要

達到日行萬步的二十招

1. 走小碎步，讓你走得更多，更快達到一萬步的目標。

2. 自少開始。從一天一千步或是一天十分鐘開始。

3. 分區段達成。不要一次走上萬步，而是分成一天好幾個時段。

4. 確定你的頭和肩膀是放鬆的，這樣才會舒適地走得更久。

5. 去當地的商店購物，然後自己提回家；不要開車去大賣場，推購物車血拼。

6. 早一站下車（公車或捷運），然後走路回家。

7. 午餐後出去運動，不要馬上趴下來睡覺。

8. 去學校接送孩子或孫子。

9. 如果你玩高爾夫球，在洞與洞之間盡量快走。

10. 車停在離超級市場入口遠一點的地方。

11. 當作你要趕公車一樣的快走，而不是閒晃。

12. 速度快到讓身體發熱冒汗，但還可以保持在可與人交談的地步。

13. 就算住在城市裡，也要盡可能找個有山坡的地方健行強化心臟。

14. 走走下坡，因為你會用到不同的肌肉去承受壓力。

15. 與其帶傘，不如帶個隨身聽輕鬆聽聽音樂吧！

16. 穿著寬鬆舒適，還有好用的訓練器材。

17. 揮舞雙手可以訓練心臟。

18. 拿一小瓶水當啞鈴。

19. 走完路要記得做緩和的運動。

20. 按摩你所使用的肌肉。

疼痛，所以她不得不強調這五個招式頂多只能一整套做二十一次。她利用預留的精力去感受她的背、臀部、大腿和手臂都因此得到充分的運動。這一整套運動會喚醒你的內分泌系統，還可以強化主要的肌群，是在家自己做的運動中鍛鍊持久力的好選擇，況且，這可是抗老的好運動呢！

> ● **何謂七大靈輪？** ●
>
> 人體七大靈輪從下到上指的是海底輪、臍輪、腹輪、心輪、喉輪、眉心輪、頂輪。人體就像一個小宇宙，七輪就是人體磁場的七大運轉中心，它支配人體的能量循環，能量循環如果受到阻滯，穢氣、濁氣和邪氣便會停留在身上，導致疑難雜症叢生。人體若不健康不舒服，氣色不佳，就很難有美麗的容貌。所以要養容美顏，應從養身開始。

◎活化能量可抗老化

　　西藏的僧侶在幾百年前就開始做這種運動了，他們深信這種運動有助於能量中心或七大主要氣穴內分泌腺素的釋放，印度人和瑜珈信徒稱之為七大靈輪（Chakras）。一個健康的身體裡，每個氣穴就像是迅速運轉的發電機，讓生命的能量順著氣流運送至全身。如果任何一個靈輪運作速度緩慢，身體能量氣流便會遭到阻塞，那麼腺體分泌出問題和特定病症的產生就是無法避免的了。所以最快的回春方式就是讓這些氣穴正常旋轉，讓生命的能源生生不息。當所有靈輪能量都充分發揮之後，我們的器官、神經和內分泌就能達到健康有機的新生狀態。布魯斯·佛西斯（Bruce Forsyth）一直到七十歲依然跳著踢踏舞，他是我第一個看到敢在電視節目拿自己的健康活力跟來賓開玩笑的老人家，因為他也是這個有助身體活化（還有大腦）運動的支持者之一。

　　無論你對這個維持年輕的作法是否有所質疑，但對於長期做這項運動的人來說，它有助於保持外貌的青春活力，而且已經有了不少的追隨者，包括我本人在內。我不得不承認，做了這個運動之後，我比之前更加自信、穩重，也不像原來那麼懶散了。

◎另類活動療法

要達到最佳效果，這個運動得天天來，一旦熟悉，一回只需花十分鐘左右的時間。若踏實地天天做，不消一個月，你就能切身體驗身心充滿活力的效果。每個姿勢都不該重複做到二十次以上，但是我

奧修療法

所謂「海爾另類療法」中的奧修療法（ayurvedic），是流傳在印度六千年的古老按摩療法，是一種配合瑜珈的肢體伸展，加上獨特的藥草粉末和按摩油的特殊療法。

們要盡量做足這個數字，所以可以每個禮拜增加幾次，譬如說自一回合做三次開始，下週就增加為五到六次，以此類推。畢竟每個人的身體情況都不一樣，如果你做到一趟九次已經是極限，那麼就做九次。沒必要給自己太大的壓力，畢竟我們是為了紓壓回春而做這些運動的。聆聽你的身體，以舒服為第一優先。

⊙第一式

像個孩子或是苦行僧般旋轉，可能會讓各位覺得瘋狂；但那能喚醒身體各機能的細胞，還能把壓力釋放出來。如果這五式你只選一樣做，就做這一式吧！

根據海爾另類療法（The Hale Clinic）中的奧修療法，多嘉·普吉特（Doja Purkit）醫生建議：若要擁有無壓力的一天，我們應該多轉圈。「一天轉個二十圈，你根本不知道壓力在哪兒。」普吉特醫生深信我們在轉圈的同時，會將細胞的壓力和煩燥重疊，告知身體這個信息，進而克服壓力。

身體站直，雙臂平舉，手心向下，順時針原地打轉直到你開始頭暈，頭一次差不多五到六圈就開始暈眩了，要注意你的雙腳必須齊肩打開，要全力快速旋轉而不摔倒。最後站直深呼吸幾次調整心跳。

　　要克服暈眩感，可以參考舞者的辦法：視線所及選擇一個固定的標的物，身體先轉再接著轉頭，無論轉到第幾圈，你的眼睛都不要離開你的目標。要當心的是不要在急速轉頭中，傷害了脖子。

第一式

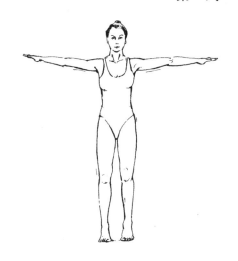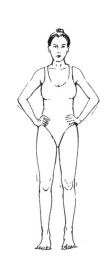

⊙第二式

　　直接在地板或是鋪了地毯的地板躺下，雙手自然放在腰際，手心向下。臉部向上，雙腳抬高到跟身體呈九十度垂直。腳趾頭朝天花板指去，試著將頭離地、雙頰緊縮，讓腰部支撐你的雙腿且用力停頓數秒。將腿和頭輕鬆放下。如此這般重複你能承受的次數，重點是這時你正在運動你的腹肌和臀腿，不是你的脖子。深呼吸兩次再繼續做下去。

第二式

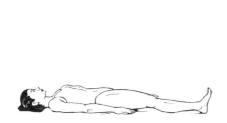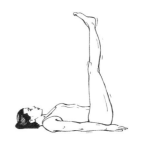

⊙第三式

　　直跪在地上，雙手在後托著你的大腿或是屁股下面。雙膝打開至
少十公分，向下看，收下顎，盡量將身體向後彎下，腳板跟腰部要拉
近。用雙手來幫助平衡和向後彎的力量以不超過負荷為主。停頓數秒
後再向前伸展身體。如此這般重複你能承受的次數，深呼吸兩次再繼
續做下去。

第三式

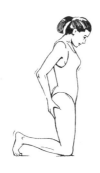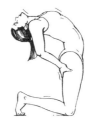

⊙第四式

　　坐在地上雙腳打開約三十公分，雙手自然放在兩旁，手心向下。
收下顎，要有拉近胸部的感覺，雙手反掌支撐身體，臀部向上抬，膝

蓋順勢彎曲像蝦子般拱起來。頭往後向下鬆放，但全身肌肉收緊。如
此這般重複你能承受的次數，深呼吸兩次再繼續做下去。

第四式

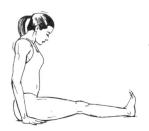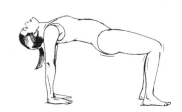

⊙第五式

這是難度最高的一個招式，但效果卓著。伏地挺身般趴下，但頭和
上身向上抬起，使勁向後；伸展過後向下，換臀腿抬起，整個人像個倒
V 字形般，雙手持續直直撐地。做完站起來深呼吸兩次，躺下來放鬆一
會兒，直到呼吸和心跳恢復過來。

這五種簡單的運動，能夠給予你的肌肉及腺體迅速且完全的訓
練。而且不用任何道具來輔助，輕輕鬆鬆在家就可以進行。

第五式

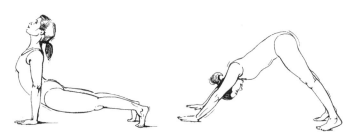

第十一章
人生萬年青

對抗壓力

保持樂觀的態度，呼吸新鮮空氣和適量地曬太陽，每天靜坐觀想，或做瑜珈的深呼吸讓自己徹底放鬆，利用運動或按摩來紓緩壓力，重拾精力。

發自內心的喜悅

沒有比開心的大笑更可以讓你看起來年輕，同時解除壓力的了！好好大笑一場，比任何良方都有效。那些快樂的想法會讓你氣血循環更佳，臉色紅潤並散發光彩。

創造良好的生活空間

一個讓你的心情大好，內心滿足，活得健康的方式是創造良好的生活空間。

房間如同你的心，所以記得：物品用過要歸位，永遠騰出空間來裝滿快樂！

設定目標

目標要宏遠，想一些一蹴可及的目標意義不大。你需要一些在未來能夠完成的夢想，鞭策你充滿幹勁，繼續向前。

我們已經看過為了青春抗老所應該配合外敷內用的東西，還有該如何維護保養身體的辦法。這個章節是期望能夠從全新的角度，賦予你對人生的不同看法。對於精神和心靈，我們一樣可以藉由簡單的方式來預防衰老，正如同我們用以養護自己的身體一樣。

對抗壓力

我們都知道壓力對細胞組成的身體會有怎樣的影響，因此我們必須要討論該如何對付永遠逃不掉的壓力。有部分隨年齡增加的內分泌腺體，例如：皮質醇，就是一種會帶來壓力的荷爾蒙。大量的皮質醇會殺死大腦細胞，減弱免疫系統的防禦力，同時減少肌肉量和加速肌膚的老化，這正是抗老醫學裡將它稱之為「殺手荷爾蒙」的原因。而長期過量的皮質醇分泌，顯然是癌症和心血管疾病等生成最大的潛在導火線。

◎認識壓力來源

1. **人際關係**：情緒崩潰的友人、鴨霸的老闆、不開心的同事，還有難搞的客戶，這些人與人之間的困擾，都會造成無力感和憤怒。把這些統統放下吧！這些耗盡你精力的人事糾葛，會讓自己陷入負面磁場裡，特別是那些只會說：「男人都是混蛋」、「你辦不到的啦」等洩氣話的女性友人。

2. **做得太多**：英國人算是歐洲工作時間最長的人，而亞洲人的工作時間更長，日復一日忙得連喘息的時間都沒有。我相信沒有人會想在自己的墓碑刻上：「我該花更多時間在工作上」這樣的墓誌銘！除了睡眠之外，一天至少要有十到二十分鐘，徹底讓自己遠離緊張的工作壓力，好幫助細胞再生。

3. **睡眠剝奪**：我們都在書上看過不眠症產生的原因，後面提到的運動和放鬆的方式都有助於一夜好眠。如果你無論如何都必須熬夜，

盡量讓自己抽空小睡個十五分鐘也不無小補。

4. **重大意外**：配偶或至愛逝世、重大疾病、大手術、離婚、被裁員，或被迫中年失業、公司倒閉破產等等，在這樣的變動發生期間，最好不要做出任何人生的重大決定，例如：喪親後不要搬家等等。

全世界多數的人在衣食方面都不虞匱乏，也都有遮風蔽雨的住處，但是我們卻也都處於持續性的情緒和內在壓力當中。不停地擔心我們的工作、人際關係和錢。我們還得擔心家庭、治安不良、恐怖份子，還有所有足以危害我們生長的自然環境變遷與破壞等等問題。從來沒有任何一個年代的人，要像現代人一樣擔心這麼多！我們根本不應該擔心那些我們無法控制的事物，唯一的辦法就是多關心自己而非其他人。

謹記那些破壞免疫系統的壓力來源，統統都是造成身體和皮膚老化的殺手。以下幾個建議幫助你紓解壓力，讓你每天都能生活得健康喜樂。

◎保持樂觀態度

有正面樂觀生活態度的人，通常活得較久、較開心、也更健康。研究報告顯示，任何事物帶給我們的感受會因為我們的正面態度而變好。不要回顧過去或妄想未來，認真地活在當下吧！如果一天到晚幻想著未來的大餅，對現實生活草率馬虎，潛意識就會順勢帶著你持續過著沒品質的生活。相對的，好好地呼吸、好好地活，你的每分每秒都值得珍惜。

與其想著：「我永遠找不到停車位！」不如這樣想：「我馬上就會找到停車位囉！」聽起來很詭異，不過若你深信宇宙磁場或是全能的上帝對你會有所眷顧，你就可以擁有喝不完的蠻牛。記得永遠不要忘記心懷感激，常常說聲「謝謝你」。

照鏡子的時候，試著對自己的影像施咒：「我會青春長壽，活得

健康苗條。」相信自己，絕對有效。

◎適量運動

我們都知道運動的重要，只要三十分鐘就好，一週五天。沒藉口說連這一點點時間都沒有吧！開始培養至少一週一次三十分鐘的運動，最好是萬步運動，每天流一點汗，幫忙排除體內的毒素。如果你真的沒有時間，那麼花園的園藝工作、聽熱門音樂繞著廚房跳舞也可以。只要你身體動得夠多，讓人體放鬆愉悅的腦內啡分泌足夠就可以了。任何有助於充氧血液輸送的運動，多多益善。

◎走出戶外

多呼吸新鮮空氣、多走出戶外沐浴在陽光下，讓松果腺在光線照射下產生足夠的量，你將有一夜安眠。可用來作為調整時差及輔助睡眠的褪黑激素（melatonin），為松果腺分泌的荷爾蒙，都能有效地保護細胞、加強免疫力、減緩腫瘤的生長速度。

格拉斯哥大學心理系教授史黛芬妮‧碧羅（Stephany Biello）正在作人體生理時鐘和睡眠的相關研究，她解釋說：「對大部分的老人而言，一天的晨曦和晚霞是對人體健康最有益處的。」或許因為年老的人睡眠都比較短淺的緣故。「在日光下運動對老年人的生理運作非常好，可增長慢波睡眠（Slow Wave Sleep, SWS，即睡眠過程中的淺眠），所以相對帶給日間活動更佳的績效。」

◎沉思冥想

冥想幫助我們內外在的活動步調得以慢下來——當然包括老化的過程。冥想超過五年以上的人，外在看來都比一般同齡者年輕個五歲。慣於沉思的人，比較不常上醫院就診，就罹患疾病的機率上，罹患心血管疾病的機率比一般人低八成，罹患癌症的機率比一般人低五成。

同時也是研究員的傑‧葛雷瑟（Jay Glaser）醫生表示：「冥想者的

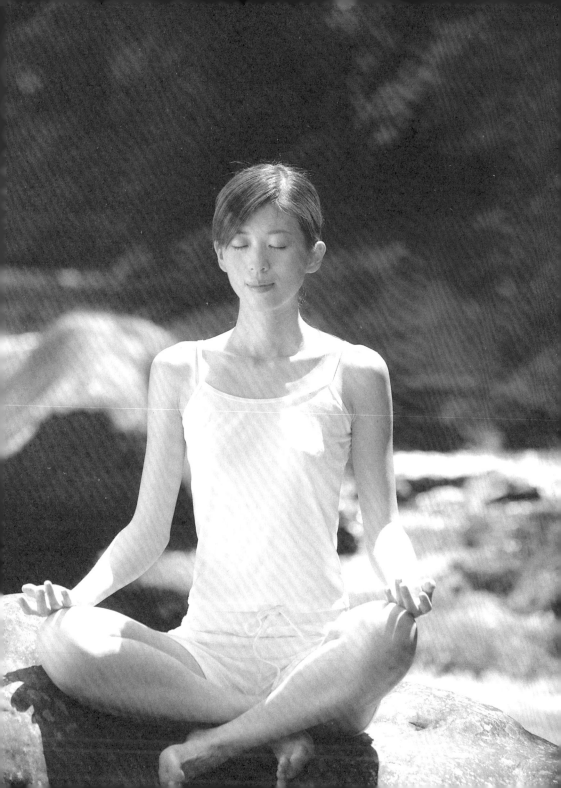

DHEA（體內會自然生成的抗老激素）比一般人要高得多。」以年過四十五歲的人為例，冥想者的 DHEA 比一般人要多出47％。有節制的飲食、運動、消耗熱量和戒掉酒精的人，其 DHEA 會更多。調高 DHEA 激素量有助於減少脂肪、緊實肌膚紋理、滋潤調合皮膚表層、增強性慾、改善免疫力等。整體而言是能讓我們看來青春不老的好幫手。

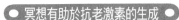

● 冥想有助於抗老激素的生成 ●

冥想可以幫助我們內外在的活動步調慢下來，包括老化的過程。根據醫學研究發現，冥想者的 DHEA（Dehydroepiandrosterone, 為體內會自然生成的抗老激素），比一般人要高得多。所以每天花個五到十分鐘冥想吧！

你大可不必一天盤坐個兩小時，就算只是靜下心來冥想個五分鐘，長期下來都可以減輕壓力、消除疲勞。如果你忙得連五分鐘都沒有，那麼想想聖雄甘地智慧的言語：「每日都有如此多事務要忙，我得花兩倍時間來冥想。」

◎深呼吸

瑜珈的呼吸法能幫助能量的提升，還有助於吸收珍貴的氧氣，淨化身體與心靈。這種呼吸法類似人體的腦部充電器，藉由這樣深沉的腹式呼吸，得以讓氧氣進入人體循環，就像我們熟知的氣功那樣。

但是這種呼吸法我認為對抗老有用之處，是針對活躍腦部的細胞。人體的大腦依功能分成兩個部分：左半邊掌管邏輯、語言和外形輪廓；右半邊負責創造力、想像力、還有直覺。而鼻子位在臉部器官的正中間，靠近眉心及眼睛；鼻孔吸入足夠氧氣會傳達到腦部，輪流提升均衡兩邊腦部的能量。這就是所謂靈肉合一的境界，因為這樣的呼吸可以整合神經和肌肉群，心靈也會跟著沉靜下來，才能真正達到身心完全放鬆的效果。

如果你對冥想和抱樹不感興趣，那麼試試隨時隨地可以做的瑜珈呼吸法，在車上，在通勤的火車、捷運上、公園外，或是我喜歡的方式——在含氧量高的水流沖刷下做。

瑜珈的呼吸法做法如下：向陽盤腿端坐，讓脊椎盡可能端正。雙眼閉上，左手輕放在左膝上；用右手拇指壓住右邊鼻孔，然後用左邊鼻孔深而緩慢地吸入一口氣，守住這口氣四秒鐘；接著用右手食指中指按住左邊鼻孔，把氣自右邊鼻孔呼出來。以此類推，左右互換。就這樣反覆做五分鐘。

減壓小秘方

信不信由你！只是在大樹下盤腿坐著，確定你的背舒服的靠著樹幹，就能獲得最好的減壓效果。如果你對之後章節提及的呼吸運動不感興趣，那試試在樹下打坐吧！看看那能帶給你多大的平靜與踏實感。人們總取笑嬉皮牽手環抱大樹的舉動，但我總認為那帶著特殊的意義。如果你如同我一樣相信，地球上的萬物生機之間都有關聯，那麼一棵兩百歲壽命的大樹對我們人體的影響也該是確定的。就好玩的試試看吧！你沒半點損失（雖然會招來路人好奇的眼光）。

你的呼吸將會變得緩慢而深沉，但是要記住順其自然不勉強。當你做完一回合，用正常的呼吸方式持續盤坐一下，再站起身來。

長期定時做瑜珈和太極等運動，可以減緩心臟跳動和降低血壓，以及因壓力而來的種種徵兆，譬如焦慮、沮喪和憤怒，這些都可以在第一天做的二十分鐘內消弭於無形。在日常生活中規律做這些運動，可帶給你一夜好眠和心情平靜。

或許你對瑜珈瞭若指掌，卻對太極一無所知，那是中國式的運動，發源至今有超過一萬年的歷史。大部分人在清晨工作前，會到公園去打個幾回合。打太極拳的同時也等於是氣功正在運作中，在一連串緩慢的運動中，身心靈的荷爾蒙分泌運作因此得到相對的調和。學打太

極拳是我今年的新計劃,所以若在沙灘上看到我正在練習,歡迎你的加入!

◎學習放鬆方法

1. 放鬆肌肉:當你全身緊繃時,試著做這個簡單的放鬆運動。你的身體會因此而獲得平靜,心情的跌宕起伏也會因而平息下來,整個人變得煥然一新,跟睡了一個好覺一樣。你的擔憂和害怕也會被帶走,因為心靈源源不絕的精力正被喚醒,讓你

瑜珈呼吸法的益處

· 解除壓力

· 增加氧氣的吸收

· 幫助消化

· 心靈沉靜

· 充電

· 增加能量

· 純淨內在

· 放鬆

· 效果好比即時的冥想

可以對抗外界的阻力。當然在下班時,應付那種在完成工作後被掏空的感覺一樣有效。而就寢時的入睡問題也可以同步被處理,甚至改善背痛或是久坐在電腦前的肩頸僵硬。其做法如下:

在鋪著厚地毯和毛巾的地板跪坐下來,屁股端坐在雙腳跟上。雙手合十高舉過頭指向天花板,做成像祈禱時的姿勢那樣。盡量伸長手臂後俯身向前,雙手著地趴下。額頭觸地,但屁股努力拉近腳跟位置,感覺背部被拉長了。就這個姿勢保持五分鐘,放輕鬆,同時調整呼吸。之後慢慢坐起身,再重複向上的姿勢多做幾遍。你不但會感覺身體充分得到放鬆,臀部肌肉也會因此而緊實了。

2. 熱水澡:放鬆的方式有千萬種,但目前大家公認最舒服的放鬆方法,就是泡個舒服的熱水澡。溫熱的沐浴可以讓毛細孔張開,排出汗水的同時也幫助排毒,另外血糖過低的問題也會一併獲得解決。

我最喜歡用礦鹽來泡澡,特別是含豐富鉀和鎂等礦物質的岩鹽。

它不只有幫助細胞排毒的功能，更可以讓人體內的電解質達到平衡。有關節炎、坐骨神經痛等痠痛宿疾的人，都應該常常泡澡，這樣面對傷風感冒等病症，才會有抵抗或預防的能力。海鹽或是精油也是不錯的選擇，只要能讓你放鬆獲得一夜好眠，都值得你去嘗試。記得下水前、泡澡中、泡澡後都要補充大量的水份，因為高溫和流汗會讓人體脫水。

3. **遠離電視**：這星期我完全沒看電視，卻意外做了許多事，讓我不禁懊悔為何不早點遠離電視機？就算早幾天也好。想要多一點自己的時間嗎？關掉電視機將是第一步。我最近讀了一篇文章，由現職是赤腳醫生的老嬉皮寫成。他在西班牙創辦一個集體農場，並且出了一系列記錄他如何經營這個農場的書，甚至發行介紹健康天然飲料的製作 CD 與電視節目，他在這樣忙碌的生活中，依舊保持心靈平靜和無憂無慮。為什麼他能這樣悠遊自在，而我光是寫他的功績就累壞了。他有一句名言說得好：「我不看電視，我有許多點子，並且忙著實現。」

當我們的雙眼盯著電視螢幕，我們正暴露在比腦波震盪快二十倍的頻率裡，長時間下來，會導致注意力無法集中、神經緊張、失眠等症候。最糟的是身體會產生多餘的自由基，加速老化。不看電視的時間，你有太多更有意義的事可以做。至少你可以想想怎樣利用這些多餘的空檔，好好正視自己的老化問題，然後為自己做點有意義的事。

4.**做按摩**：定期為自己預約按摩美體的課程。你不必花大錢上昂貴的 SPA 中心，在賣場或街頭巷尾的愛盲按摩，或是腳底按摩都有一樣的效果。但是減壓抗老的最好按摩選擇，是芳香療法。芳香療法所使用的各式各樣的精油，可以讓肌肉放鬆，並且幫助血液和淋巴引流順暢。你可以選擇對荷爾蒙均衡有助益的精油，特別是消除疲勞恢復精力那些種類。

發自內心的喜悅

沒有比開心的大笑更可以讓你看來年輕，同時解除壓力的了！好好大笑一場，比任何良方都有效。那些快樂的想法會讓你氣血循環更佳，臉色紅潤並散發光彩。正如同研究報告顯示的那樣：「健康的人，通常都是快樂的人。」當你心情好時，身體製造的化學物質會跟你悲傷痛苦時大大不同。觀賞喜劇而不是新聞，租笑鬧片而不是那些暴力血腥的電影，讓自己活久一點吧！

當你開懷大笑時，想像你正運用全身的肌肉在運動；別人會認為你是誠心誠意的笑，也會相對回報你一個溫馨的笑臉。我知道這聽起來有點不可思議，但是當你散播愛出去，你必然會得到相對的回報。

最近我對一個歌唱課程的同班同學起反感，我覺得她粗魯且面目可憎。有一次我站在她身後盯著她看，心中想著她是多麼惹人厭的同時，想到我平時不斷建議大家的正面思考法：「在想法裡加入愛的成分」，我馬上換個角度去看她──或許她是因為肥胖和自卑，讓她渾身帶刺。奇妙的是，她忽然轉過頭來稱讚我身上的衣服很好看。現在我們又是朋友了！當你想到任何不悅的人或事，試試看這個方法吧！

◎做快樂的事

做你自己！跟個孩子一樣常常玩耍，激發自己的潛力！別排斥做些傻里傻氣的事，譬如在兒童遊樂場瘋狂的玩耍。記得突然的腎上腺素分泌可以殺死老化細胞，所以還等什麼呢？穿上你的直排輪、去爬高山、高空跳傘去吧！在我居住的城市裡有個跳舞俱樂部，裡面擠滿了三十至七十歲熱愛舞動身體的人，你永遠別怕自己太老。如果嬰兒潮已經是過去式，我猜接下來的就是六十到八十歲的老人潮，而我正是那一波人當中的一個。如果你只剩一個禮拜好活，那你有什麼非做不可的事是急著要去辦，以免留下遺憾的事呢？現在就可放手去做了。

◎經常去旅行

我在五十歲的時候
當個背包族踏遍泰國；
五十五歲時，環遊世界一
周。而我只是個平凡無奇
的女人。嬰兒潮出生的人
中有一類帶兩種特徵的新
品種：其一是年齡不能阻
擋他們做自己想做的事；
其二是他們不認為自己欠
孩子一分遺產，他們會把
錢徹底消費並投資在自己
身上。我聽說一個六十歲
的女人花了一整年的時
間，在世界各地學習各種
她熱愛的舞蹈。她熱情的
足跡走到古巴學 Salsa，到布

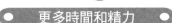

更多時間和精力

如果你要更多時間和更多精力，這
邊有個來自頂尖人生導師康納‧佩
特森（Conor Patterson）的建議：
當你自然睡醒時，不要賴床馬上起
身；無論幾點，只要太陽已經升起
（通常在晝短夜長的冬季會比較容
易做到）。只要兩星期你的生理時
鐘很快就會適應，少睡一會兒，你
會多很多時間還有更多精力。或許
你睜眼看到手錶是六點三十，你會
想：「我那麼早起床幹什麼？」別
聽他的！康納說：「當人體清醒時
表示已經獲得足夠休息。」他說的
對！其實大部分的我們都做得到，
只是在聽到這個忠告之前，我們都
選擇在被窩裡多躺幾小時。

宜諾斯艾利斯學探戈，還在紐西蘭的庫克群島學跳草裙舞！

她並不寂寞！孤單星球（Lonely Planet, 著名的旅遊書系列）的拉
蒂夏‧克萊頓（Laetitia Clapton）證明新潮的生活已經不限年輕人才能
過，越來越多嬰兒潮的老人們嘗試這種意外之旅，還要夠刺激有趣才
行！像她這樣的人，就算到了七十四歲去爬吉力馬扎羅山，或是騎摩托
車橫越美國，都不令人感到驚訝。

◎不斷地進修

我有個朋友在四十歲事業如日中天之際，為了修得兩年的MBA
學位把工作辭掉了。你若年輕時沒機會讀大學，現在正是你的好機

會，學習永遠不嫌晚！我的繼父在十八歲時在牛津大學領獎學金就讀，之後的進修計畫被戰爭、結婚、工作等瑣事打斷。他繞了一大圈終於在六十五歲拿到歷史學士學位順利大學畢業。他的確不斷告訴我，他沒辦法記住教授在課堂上講的所有知識，但在他努力不懈之下，他還是拿到那令人敬佩的畢業證書。

不斷學習新鮮事物有助於訓練腦部的運轉，讓你保持年輕。找個藝術鑑賞、外國語言、舞蹈之類的課程來上，其實成績如何不是太重要，持續的腦部刺激讓你遠離阿茲海默症，還有其他腦部老化的疾病。現在的你正面臨人生中最珍貴的空檔，有錢又有閒，正是開始新生活的時候，千萬要好好把握。

◎撫慰性愛

找回你對性愛的熱情吧！比較常作愛的人比不常做的人活得更要快樂也更長久。性愛能夠降低膽固醇，能幫助男性降低得攝護腺癌三分之一以上的機率。無論跟你的伴侶作愛或是自慰，都對防老有一定的幫助。

如果你沒有伴侶或愛人，那就為自己設定目標吧！就算你很想，但大門不出二門不邁的，誰知道你是誰。預期中的伴侶不會從天上掉下來，參加婚友社、回應報上的徵友欄、甚至自己刊登徵友廣告都是個開始。要注意預防受騙，別上當。還有，多多參加那些團體活動：跳舞、唱歌、戲劇、詩詞、聊天室、保齡球等等活動。給自己公開露面的機會，喚醒那些想和你分享興趣的人。

別預設立場：因為我已經五十好幾了，會看上我的也都是些老傢伙，或者年歲更大些的老年人；詭異的是他們通常只對二十五歲的年輕女孩感興趣。現在是老妻少夫流行的時代，千萬不要拒絕那些比自己年輕的求愛者。像我的接受範圍就是：只要他熱愛生命！我通通能接受。

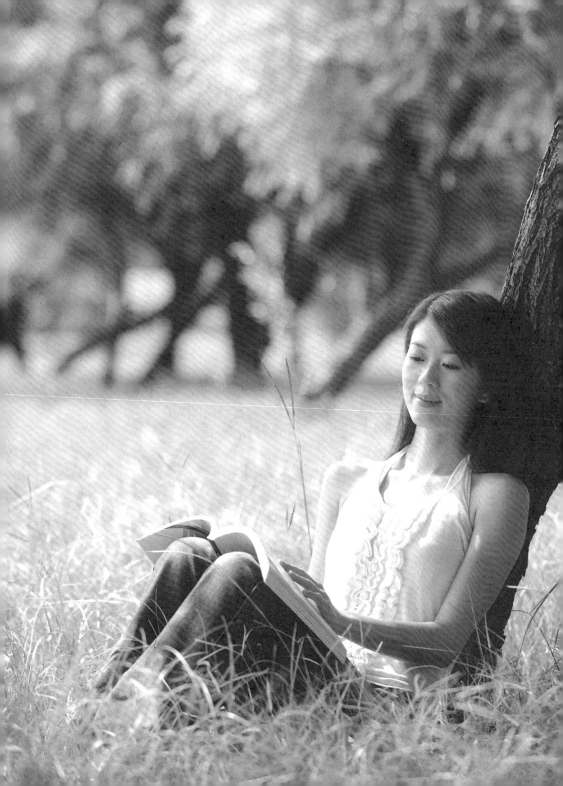

◎豢養寵物

如果寂寞還是會不時地來向你問候，因為你沒有愛人也沒有真正的興趣；那麼考慮養隻狗吧！狗不會跟你抬槓，會給你預期外更多的愛，還會讓你得到更多新鮮的空氣和有效的運動！

研究顯示遠離社交圈的人容易罹患高血壓和肥胖症，養隻狗對實施日行萬步的運動計畫很有幫助，還有些醫院讓他們的慰療犬（proactive therapy dogs, PAT）定期拜訪慢性病患，因為他們知道這些犬類可以帶給老年病患多大的心靈安慰。貓咪、馬兒，烏龜也都不錯，但狗更是寸步不離的忠心伙伴。

整體搭配小秘方

· 把自己當做芭比娃娃，試遍全衣櫃的衣服。找個誠心厚道的朋友當顧問，聽她對你所搭配的服飾給的衷心建議，你會知道自己怎樣穿最好看。還有拿出兩年試用期法則：看看哪些衣服是你這兩年根本就沒穿過的，可以直接丟掉了，因為你根本不會再穿它。試試那些不確定自己是否合適的衣服，倘若不合穿你也不喜歡，那就不要猶豫丟了吧！或是賣到二手商店去換一些現金，在你買自己真的喜歡的衣服時不無小補喔。

· 關於化妝的部分，可以找百貨公司或零售店裡的形象顧問，或是態度溫和不強迫推銷的專櫃小姐問一問。我們需要搞定屬於自己的顏色和妝容，同時不至於失血太過嚴重。另外向好的美髮師預約做個新造型，找出適合你的髮型和顏色。

· 定期保養指甲。全國各地都有便宜方便的美甲沙龍，你不必做花俏的指甲彩繪，只要修剪和磨亮就夠迷人的了。

· 如果你有戴眼鏡，挑個俏皮典雅的款式，那會看起來年輕好幾歲。

◎得體的儀容

許多女人，包括我本人，過了中年就開始在外觀上帶著視而不見的態度。我不是建議各位一下子去買一堆年輕人穿的熱褲、化個流行的濃妝，變得連自己都不認識。但是我們還是有很多可以努力的，讓別人在見到我們第一眼時就留下良好印象。我們應該在自己的風格和女性魅力上多下點功夫，在社交界和演藝圈都有許多風韻猶存的偶像，像林青霞、張曼玉、劉嘉玲等等都是值得模仿的典範。

我喜歡把頭髮放下來，把保養好的指甲秀出來，化上淡妝並穿著讓我舒適自在的衣服。你散發出的訊息，是讓人感覺你是個用心在經營自己的人，所以別人也會相對地對你用心。這是相對付出的問題，希望每個人都能好好正視自己的形象，千萬別因為年齡的增長就讓自己邋裡邋遢。

創造良好的生活空間

一個讓你心情大好，內心滿足，活得健康的方式，就是創造良好的生活空間。如果你被某些負面的想法卡得不上不下的，那你就沒有多餘的空間讓正面的思考進來。對工作感到挫折，或忙得暈頭轉向嗎？看看辦公室還有你的桌面，一切都是整齊就緒還是雜亂無章？因為那些正反應出你現在的心靈景象。一間狗窩似的亂七八糟的房間，代表你的心也是如此。所以記得：物品用過要歸位，永遠騰出空間來裝滿快樂！

◎創造好風水

將家具重新擺放會讓你還有整個空間煥然一新，因為你的生活已經重新得到力量。風水是中國古老的學說，講的是人處於不同空間與格局——無論居所或辦公室——都會對人的運勢和精氣神有很大的影響。為了引進正向的氣流，首要之務就是要除去障礙。雜亂的環境會

製造屏障，讓負面的氣流出不去，正面的氣流進不來，讓人行事起居處處窒礙難行。

把舊東西丟掉是第一步，「留來留去留成仇」、「舊的不去，新的不來」。對舊物過度戀戀不捨，導致住家環境跟個儲藏室一樣並非是一件好事。像舊信件、大型笨重的傢俱、待回收的舊報紙、修繕後可使用的故障物品、等著送到慈善機構的二手物品、未開封的信件、用都沒用過的新貨，便屬於可立即清理的舊物。

我自己也有個例子：把放置了二十年的舊版書送到義賣商店去，那些書泛黃、發臭、生蟲蟲；幾天後陰錯陽差我又獲得幾本全新的再版書。那是個神蹟似的巧合，但我自此對風水之說深信不疑。當你身邊環繞的是熟悉實用的物品，它們會創造一股正向磁場帶給你快樂、順心與成功。那些我討厭的、過期的、已經壞掉而且無法修補的、不合用的禮物、以為自己可以瘦到穿上去的東西通通可以丟掉了；而有特殊意義和讓你感受到愛的、有時候會想穿或是使用、本質上是我的生財工具的東西，則勉強可以留下來。

除了移動家具之外，定期清理家具上的污漬也是重要的工作。另外，家中家電的電磁波和幅射線等，也有害於健康。為了保護自己，有許多你可以做的事情：買個負離子空氣清淨機、放置水晶礦石等等。我在書桌前放置一盞水晶燈，幫我擋掉不少惱人的磁場，讓我失眠的症狀大大地改善了。坊間也有不少標榜過濾空氣的植物可以選擇種植，讓空氣清新也是抗氧化最基本的要求之一。

設定目標

目標要宏遠，想一些一蹴可及的目標意義不大。就像肌肉不運動會萎縮，我們的夢想願景還有慾望，都要常常自我提醒是一樣的道理。你需要一些在未來會完成的夢想，鞭策你充滿幹勁繼續向前行，像個孩子一樣的往前衝去。

◎訂下計劃

不要給自己一塊達不到的大餅，目標必須是個人化而且是現在進行式的，順便也要想到進行的步驟，以便能按表操課。我們很習慣在上超級市場前列出購物清單，但重要的大事是很少人會對自己的人生寫下我想要的是什麼。

拿一張海報紙，把你的目標具體化：你想要的車、你夢想中的房子、一份理想的工作、靈修的境界、馴服的寵物、完美的伴侶等。記

● 清理雜物的五大原則 ●

（找五個紙箱在其上貼註標籤）

1. 要丟的舊物：你居家附近一定找得到回收中心。
2. 朋友或慈濟之類的機構：把能用的東西捐出去感覺不錯。
3. 待修改：修好它！
4. 分門別類：舊紙箱和剪報是我的大宗。
5. 過渡期：放置六個月看你是否依然懷念這些東西，如果沒有用上或壓根忘掉這些物品，那就封箱丟了它們吧！

住！這是夢想版，是沒有限制的，在上面畫圖或貼上照片等，都是令其增色的好辦法。把裝飾好的夢想版放在你天天看得到的地方，不斷催眠自己。

每一次我們重複告訴自己夢想的圖畫，我們大腦的路徑便會因此而強化。你必須不間斷地在腦海裡綵排理想人生，直到夢想實現為止。這裡有幾個建議步驟：

第一步：如果離世界末日只剩一星期，你會做些什麼？這個人生大哉問可以找出你內心真正在乎的事。

第二步：腦力激盪。寫下你曾經想要、目前想要，甚至於未來可能夢想要的事物。

第三步：有什麼是能讓你的心靈歡唱的事物？

◎心靈地圖

在我出的第一本書哩，我利用寫下心靈地圖讓我的讀者對我更加認識。這也同時幫助他們思考在空閒時間裡可以做些什麼。寫心靈地圖對你一生中，任何需要沉思的時候都是有效的好辦法。

拿出一張紙一枝筆，在沒有電視、收音機等干擾的情況下靜心五分鐘。在紙的中心畫一個圓圈，然後放射向外再畫個六到七個小圓圈；在中央的大圈寫下「完美人生」，然後憑直覺不多思考的在後面的小圓裡寫下你聯想到的事。之後在各個小圓裡繼續延伸發展直到寫出目前你的位置。例如我寫的其中一個小圓：「在天堂般的環境寫作」，然後在小圓向外再加數個小小圓：寫著整修現宅、租個好房子、自己開一間工作室等等。這有點類似文字接龍，藉由一再剖析細分，最終你會找到通往夢想的路徑。

說到這裡，相信你對於老年生活的規劃，大家應該都開始有頭緒了。我們一起看過紓發壓力的方法、注重心靈的健康、探索長壽秘訣、富足和快樂的來源。安置打理我們的人際關係、我們的家庭生活，甚至於我們的腸道系統。訂定一些在人生各層面可達成的目標，讓我們更有衝勁、活得更加有意義、健康並且快活。真誠希望這些討論的內容，能夠對各位有所幫助，正如同我本人受益匪淺，寫下此書與所有讀者分享一樣。

一日之計在於晨

早晨起床最佳時段是五點到八點，一清醒就該下床。
一旦習慣這樣的作息，你會發現自己一大早就充滿精力，
也多出許多時間。

第十二章

不服老的每一天

午後的悠閒時光

午餐是一天裡最重要的一頓餐食，
記得準時用餐，或是不要晚於下午兩點吃。
午餐後到兩點之間要休息一下，小睡十五分鐘。
下午可以繼續散步完成萬步運動計劃，
並以冥想的方式重新找回精力。

晚餐後徹底放鬆

「早餐吃得飽，中餐吃得好，晚餐吃得少。」
晚餐愈簡單愈好。
餐後進行泡澡排毒，順便敷臉去角質，
再來個全身按摩，保證一夜好眠。

進行到最後一章，現在我們可以來做個總結：如何把前面提到的小提醒、秘方和抗老等方法，在一日生活中逐一實踐。你或許不可能用上所有的辦法，但是當有時間時我會努力多嘗試一些抗老秘訣，當然你也可以按照需求來安排適合自己的日日長春運動。找個週末心無旁騖專心地觀照自己，思考那些我與你分享的延年益壽的好方法，讓我們一起朝著優雅的老年生活前進吧！

一日之計在於晨

早晨起床的最佳時段是五點到八點之間，一清醒就該下床了，無論是幾點，只要太陽已經升起，就是一天的開始。試著立即起床的生活兩個禮拜，你的生理時鐘需要這樣的時間來擺脫賴床的習慣。一旦習慣了這樣的作息，你會發現自己一早就充滿精力，也多出許多時間來。當你醒過來發現不過是早上五點半，但只要天亮了就是你該起床的時間。大不了在午餐後打個盹（通常在第一個禮拜你會需要)，之後你就只需要有就寢時良好品質的熟睡時光，保證你整天都不會想睡覺。

◎每天起床的必作功課

1.喝一杯熱檸檬水：在一馬克杯份量的熱水中擠進一顆新鮮檸檬汁喝下去，讓你的消化道也跟著醒過來，豐富的維他命 C 更可以幫助體內的酸性轉換成鹼性。這些都是構成良好免疫力和健康膚質的必備條件。如果你因為昨晚睡前吃的亞麻籽還沒發揮功效，想要培養便意，那麼雙手高舉過頭，讓腸道暢通，這個姿勢對排便不順有補償作用。歷史上凡是蹲著如廁的民族，腸胃蠕動多少都很緩慢，好好舉高雙手吧！運動的不

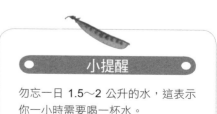

小提醒

勿忘一日 1.5～2 公升的水，這表示你一小時需要喝一杯水。

只是腸胃，還包括血液循環等等更多的好處。

2.刷牙與刮舌：每天在刷牙前很快掃視一下舌頭的情況，你可以多了解一些自己的消化情況。培養刮舌苔的習慣等於給了胃酸分泌一個起床號；舌面上千萬個味蕾受到刺激而傳遞訊息給消化系統，稍後的早點會消化得更加順利些。

厚重的白色舌苔代表體內的毒素很多，甚至之前許多沉重的食物消化不良，所以清淡的早餐和蔬果汁會是此時的你最需要的。使用刮舌板或是湯匙，由後向前刮去舌苔，花不到二十秒就可以擺脫那討厭的白垢，還給自己清新好口氣，何樂而不為呢？

3.練習西藏修行法：花十分鐘練習之前提到的五種西藏修行法，讓內分泌系統運作日日如一。要達到最好的效果就是天天做而不懈怠。

4.乾刷皮膚：乾刷皮膚對我們的淋巴腺有很多好處，最好使用天然豬鬃製的刷子，順著血液循環向心臟的方向輕刷，自腳底開始向上

觀察你的便便

每個人都會期待自己的便便是完美的：包括形狀、顏色應該是圓滿的黃棕色長條；如果不是，以下這些現象是你該注意的。

· 發白的便便表示肝功能有問題，去找醫生作深度檢查。

· 豔黃的便便表示淋巴運動活躍，你可能吃進太多毒素。

· 浮在水面的便便是含脂肪太多，節制一下油脂的攝取量。

· 沉在馬桶底表示高蛋白質，你需要多吃一些纖維素。

· 粗大的糞便表示你可能消化的不夠，試著多咀嚼一下或是吃消化酵素來幫助腸胃運作。

順時鐘轉動刷去，先刷身體正面直到胸部，再轉身刷腳、腿、臀部直到上背部。由脖子向下刷去，前後都是。別忘記刷刷雙臂還有腋下，臉部不必刷，在脖子後面刷下完美的句點。當你刷完全身之後，應該會覺得全身發熱，像充飽了電一樣。

5.**熱冷淋浴**：用熱毛巾敷臉幫助毛細孔張開，在淋浴之後再用這條薄毛巾噴濕冷水（用玫瑰水或化妝水）來擦拭臉蛋。如果洗頭髮，記得打上兩顆蛋黃來做天然潤絲精。洗完澡時，用冷水淋個幾秒（最好讓自己訓練到能淋上個 35 秒）。之後再用溫熱的水沖洗幾分鐘，這樣冷熱交替的沖激，對我們的免疫系統和淋巴有莫大的好處。

6.**淋浴後保養**：抹點油來滋潤臉龐和身體，用自選的基底油和有回春功能的精油；如果你用的是天然山藥乳霜，取適量在你的身體上抹勻。在臉部的細紋或深溝（還有嘴唇周圍）則抹上維他命 C。

7.**營養早餐**：兩匙泡過的枸杞或其他莓果類、一匙泡過的亞麻籽、一匙花粉、一匙瑪卡粉、一茶匙卵磷脂，將這些成分加入 125 克的羊奶優格中，即成為營養豐富的活力早餐。這是我的早餐菜單，奇妙的是天天吃但從不會吃膩。請盡情在養生食物的名單裡搭配屬於你的早餐組合吧！

8.**開始你的萬步健走運動**：無論你是正在往公司的路上、蹓狗，還是只是出來呼吸新鮮空氣，這都是日行萬步運動的開始。就從一小步開始走，你會更輕易完成這一整天的任務。在戶外曬曬太陽，讓人體製造出更多的維他命 D，以避免骨質疏鬆，也讓內分泌系統產生更多抗老化的荷爾蒙。我天天外出散步，風雨無阻；而且沒有出去走走活動筋骨，幾乎無法開始一天的工作。一邊聽隨身聽或 iPod 的音樂一邊散步會是一種超完美的樂趣。什麼都不聽，靜靜散步也是個養精蓄銳的好方法。脫下太陽眼鏡做做深呼吸，讓光線直接射向你的腦袋，刺激一下腦下垂體或是其他腺體。

午後的悠閒時光

午餐是一天裡最重要的一頓餐食，記得要準時用餐，不要晚於下午兩點吃。下面的菜單是我在家工作時會吃的，給也在家工作的人參考。你可斟酌多加幾種堅果仁或是加一些乳酪，讓這份餐點的蛋白質更豐富完整，甚至讓不飽和脂肪酸更多一點。如果天氣是寒冬，我還會再加上一些熱呼呼的昆諾亞，讓這份沙拉更豐富些。進食間吃六顆螺旋藻膠囊、兩顆降同半胱氨酸的錠劑，還有兩顆一千毫克含量的魚油。

◎午後必作的事

用餐完畢後到兩點之間休息一下，人體的生理運作在此刻都會減緩下來，褪黑激素也會分泌來輔助睡眠。小睡片刻，約十五分鐘，這樣的短暫午睡不會打亂你的作息，或是造成晚上睡眠品質的破壞。

大份沙拉與蘇西特調沙拉醬汁

★材料：

一大把苜蓿芽、200 克混合生菜沙拉葉（菠菜、芝麻菜、水芹菜等）、一小個酪梨、生的紅蘿蔔或甜菜根磨碎、一點心匙的混合種籽

★醬汁：

一茶匙橄欖油、2~3 茶匙 Omega-3 和 Omega-6 油（例如：亞麻籽油或大麻籽油）、一小瓢檸檬汁、一小瓣蒜頭壓成泥、一小匙芥末、一點鹽（海鹽或岩鹽）

★做法：

將所有材料放進大碗裡攪拌均勻，把醬汁調製均勻再淋在菜葉上。

1.**午後散步**：不要一吃完飯就睡午覺。午睡前要記得讓消化功能適度運作。來個飯後散步，多走幾步路，五到十分鐘都有助於消化。

2.**午茶點心時間**：拋開咖啡配蛋糕。一個蘋果、泡過的堅果類（胡桃、榛果、薄殼核桃）、一杯熱綠茶。現在又是該運動腸胃的時候囉！

3.**繼續散步**：逛逛公園，欣賞一下櫥窗，慢慢走回辦公室。努力完成一日萬步運動的目標！

4.**進行冥想**：脫掉鞋子，盤坐在地上；如果你無法挺直背脊，可靠在椅子或牆邊，只要你的背是直的，雙腿舒適地盤著。手心向上，像個空碗似的輕放在雙膝上。閉上雙眼，全身放鬆，想像眉心的白色靈光。

自在地呼吸，但是剛開始時需注意規律的呼吸速度，不要企圖擾亂它，只需觀察頻率。讓這樣的律動成為你自己生命的節奏。如果心中開始浮現雜念，想像這些想法都像泡泡一樣輕輕一彈就破掉。然後回來繼續觀照你的呼吸韻律。這樣的專心冥想需要時間練習，越早開始也越容易掃除這些雜念。冥想終止時，安靜地坐一會兒，讓思緒回到現實中。心情放空後會重新找回精力，就從一天五分鐘開始。

晚餐後徹底放鬆

我們常說：「早餐吃得飽，中餐吃得好，晚餐

冥想小秘訣

1. 以一天冥想五分鐘開始。

2. 找一個視線集中的東西，例如：花朵、樹、蠟燭或是雕塑。

3. 穿著輕鬆不拘束的便裝。

4. 如果你覺得很吵可以戴耳塞。

5. 面向東方，雙眼緊閉。

6. 用心觀想在眉心印堂處有一抹靈光。

7. 如果你覺得有幫助，可以聽聽 New Age的心靈音樂。

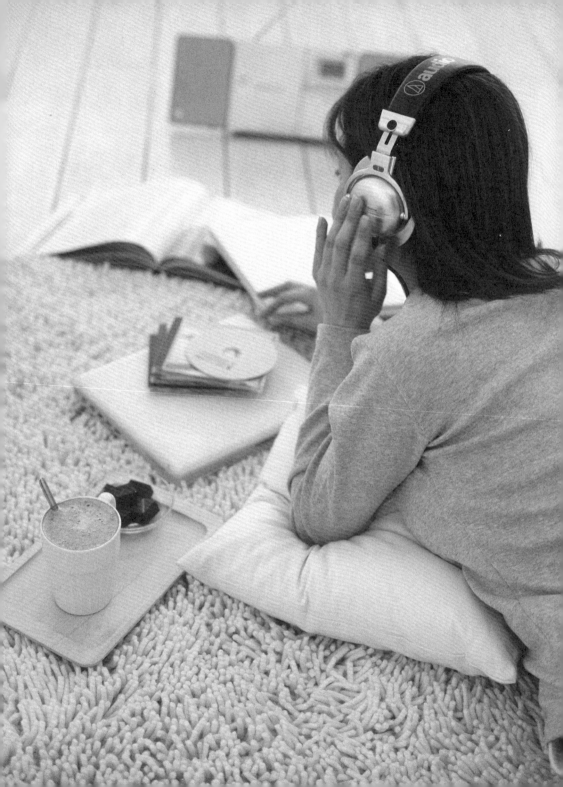

吃得少。」晚餐愈簡單愈好。擔心身材變形，晚餐千萬不要吃太多，因為一天的活動已經接近尾聲，吃進去的食物不像早餐那樣有足夠的時間來消化。晚餐後進行泡澡排毒，順便敷臉去角質，再來個全身按摩，徹底放鬆，保證讓你一夜好眠。

◎簡便晚餐

除非外出用餐，不然這是我一天最簡便的一餐。我都是喝一杯用以下食材做成的新鮮蔬果汁：四條小紅蘿蔔、一個小甜菜根、兩根芹菜、四分之一小黃瓜、一顆蘋果或是一個小橘子帶出甜味、一片薑。

如果不喝果汁，會吃一點小麥草或橘子，還有兩片抹上芝麻醬的全麥蘇打餅乾，或是抹辣味豆或芝麻糊，其上放置酪梨片、苜蓿芽，再灑上海苔末。

在冬天或是我需要多一些熱量的時候，我會多吃點魚肉或是咖哩，這都是絕不出錯的選擇。如果預先知道有晚餐邀約，我會以不吃午餐或是輕食晚餐來交換。

晚餐之後休息五分鐘，再散步十五分鐘以幫助消化。

◎晚上的安排

1. 泡澡：如果晚上沒有活動，那麼這是個用鹽（Epsom Salt）泡澡排毒的好機會，沐浴完再接著全身的徹底按摩。水溫不要太高，以舒服為原則；加入一杯瀉鹽，然後浸泡十到二十分鐘。因為這樣的排毒澡功效很強，連續洗三天可以休息一下。

2. 敷臉：在泡澡時我通常順便敷臉，頻率是一週一次。你可以自製抗老面膜，將一個酪梨壓碎成泥，加入檸檬汁和自選的基底油；將這混合物均勻敷在臉上，雙眼敷上新鮮黃瓜切片。定期去角質也很重要。洗澡時將一點橄欖油和海鹽或岩鹽混合，溫和的畫圈般按摩身體及臉部，作去角質的動作。

3. 全身按摩：洗完澡，擦乾身體，抹上自製按摩油（一到二匙基底油，加入三到六滴精油混合而成），做個全身按摩。

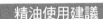

精油使用建議

· 基底油：亞麻籽油、葡萄籽油、摩洛哥堅果油、橄欖油。
· 精油：純玫瑰精油、安息香精油、沒藥精油、檸檬精油、薰衣草精油、乳香精油（Frankincense）。

按摩手法的重點是要往心臟按去，因為按摩的目的不外乎是促進淋巴流動。從頭到腳按摩，方式如同我們做乾刷運動，只是這次由頭開始。緩慢地用雙手十指的指腹按摩你的頭皮，而不是用指甲抓癢，讓精油被頭皮充份吸收。這個按摩運動對舒緩放鬆有奇效，對你的頭髮生長也很好。接著一樣用指腹掐、擰臉部的肌肉，每次一點點、慢慢地轉遍整個臉龐：要跟揉麵團一樣有耐性，並向皮膚底層使勁。運動的方向是一直向上往額頭去，這個按壓臉部的手勢有助於血液循環、淋巴引流和皮膚保持彈性。

接下來到脖子和肩膀部位，用抹油的雙手同時對肩膀最高處做提拉動作，雙臂手肘舉高，手放肩上，由肩向頸部移動；最後用單隻手把後脖子好好按個徹底，或是找個好心人幫你這個忙！

再接著試著用單手按握手臂：自手腕開始向上，慢條斯理地壓握，讓手臂有拉緊的感覺。大姆指朝上，四指在下呈握姿，雙臂交互按數次。

腿的部分比較費時。先坐下來，左腳翹起腳趾部分放在右膝，用雙手指頭關節去按摩腳底。腳跟的地方多用點時間去按摩，如果你常常步行，這部分應該是緊繃的。最後再一一抽拉腳趾，力道要足、速度要快（確認每隻趾頭都均勻抹上按摩油了）。另外一條腿也是用一樣的方式。

　　坐在浴缸邊，用雙手好好按摩小腿部分，從踝骨開始向上，一直按摩到膝蓋去。重複幾次直到雙腿都已經滋潤有光澤。再倒一點油來按摩大腿部分，這次要多用一點力量，因為大部分人的大腿都有血液循環不良的毛病。

　　4.清潔牙齒：接著用牙線清潔你的牙齒，然後再刷牙。最後再上床就寢。祝你有個美夢！

　　還有健康、美麗又年輕的快樂人生！

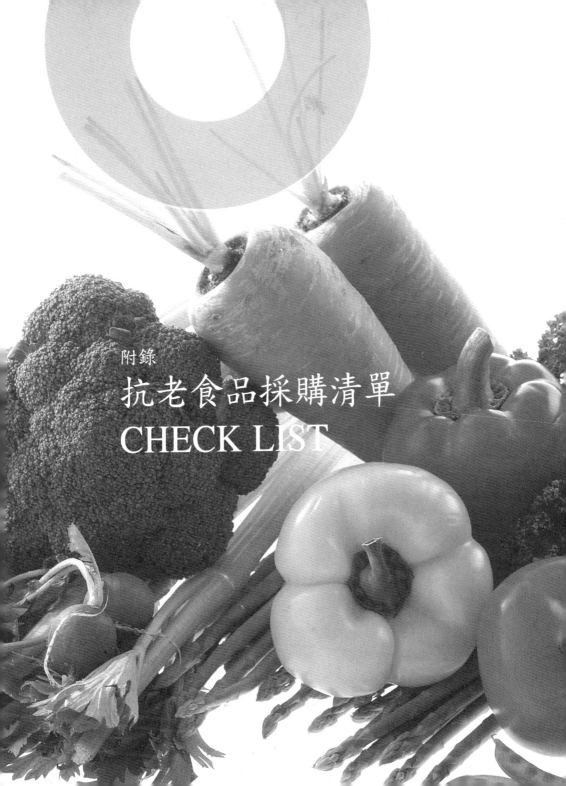

附錄
抗老食品採購清單
CHECK LIST

· 蔬菜類採購單

☐ 苜蓿芽
☐ 朝鮮薊
☐ 蘆筍
☐ 茄子
☐ 豆芽菜
☐ 甜菜根
☐ 綠花椰菜
☐ 甘藍菜
☐ 高麗菜
☐ 紅蘿蔔
☐ 白花椰菜
☐ 西洋芹
☐ 菊苣
☐ 小黃瓜
☐ 蒲公英葉
☐ 綠葉萵苣
☐ 蒔蘿
☐ 苦苣
☐ 青豆
☐ 芥藍菜
☐ 韭菜
☐ 萵苣
☐ 香菇
☐ 冬菜
☐ 橄欖
☐ 洋蔥

☐ 荷蘭芹
☐ 防風
☐ 豆子
☐ 椒類
☐ 小蘿蔔
☐ 菠菜
☐ 大蔥
☐ 南瓜
☐ 蕃薯
☐ 番茄
☐ 水芹菜
☐ 野莧
☐ _____
☐ _____

· 水果類

☐ 酪梨
☐ 蘋果
☐ 杏桃
☐ 香蕉
☐ 黑莓
☐ 黑醋栗
☐ 藍莓
☐ 櫻桃
☐ 椰子
☐ 小紅莓
☐ 葡萄柚
☐ 葡萄

☐ 芭樂
☐ 奇異果
☐ 檸檬
☐ 萊姆
☐ 芒果
☐ 香瓜
☐ 油桃
☐ 橘子
☐ 木瓜
☐ 水蜜桃
☐ 梨
☐ 鳳梨
☐ 石榴
☐ 草莓
☐ 柳丁
☐ 西瓜
☐ ＿＿＿＿＿＿＿
☐ ＿＿＿＿＿＿＿

‧水果及水果乾類採購單

水果乾類

☐ 杏桃乾
☐ 藍莓乾
☐ 小紅莓乾
☐ 無花果乾
☐ 葡萄乾
☐ ＿＿＿＿＿＿＿
☐ ＿＿＿＿＿＿＿

‧堅果種籽、菌菇及穀類採購單

堅果種籽類

☐ 胡桃
☐ 榛果
☐ 杏仁
☐ 巴西胡桃
☐ 亞麻籽
☐ 南瓜籽
☐ 葵花籽
☐ 芝麻
☐ 罌粟籽
☐ ＿＿＿＿＿＿＿
☐ ＿＿＿＿＿＿＿

‧菌菇類

☐ 椎茸
☐ 冬蟲夏草
☐ 舞茸菇
☐ 靈芝
☐ 杏鮑菇
☐ ＿＿＿＿＿＿＿

‧穀類

☐ 小米
☐ 蕎麥
☐ 胚牙米或糙米
☐ 大麥
☐ 玉米

☐ 燕麥
☐ 黑麥
☐ _____

· 香草與辛香料
☐ 辣椒
☐ 薑
☐ 黑胡椒
☐ 肉桂
☐ 胡荽
☐ 茴香
☐ 蒔蘿
☐ 大蒜
☐ _____

· 乳製品、海藻、魚及油類
採購單

鮮魚類
☐ 鮭魚
☐ 青花魚或稱鯖魚
☐ 海產鮪魚
☐ 藍鰭鮪魚
☐ 沙丁魚
☐ 鯡魚
☐ 鯷魚
☐ 鱒魚
☐ 大比目魚
☐ 黃鰭鮪魚
☐ _____

乳製品
☐ 優格
☐ 山羊乳酪
☐ 莫札瑞拉乳酪
☐ 羊奶
☐ 米漿
☐ _____

油類
☐ 亞麻籽油
☐ 大麻籽油
☐ 南瓜籽油
☐ 芝麻油
☐ 葡萄籽油
☐ 胡桃油
☐ 杏仁油
☐ 榛果油
☐ 夏威夷果仁油
☐ 橄欖油
☐ 酪梨果油
☐ 椰子油

海藻類
☐ 紫菜
☐ 海帶
☐ 海苔
☐ 紅海藻
☐ _____
☐ _____